徐书伤寒启新录

徐书 著

全国百佳图书出版单位
中国中医药出版社
·北京·

图书在版编目（CIP）数据

徐书伤寒启新录 / 徐书著 .—北京：中国中医药
出版社，2021.11
ISBN 978 - 7 - 5132 - 7187 - 5

Ⅰ . ①徐… Ⅱ . ①徐… Ⅲ . ①《伤寒论》—研究
Ⅳ . ① R222.29

中国版本图书馆 CIP 数据核字（2021）第 192580 号

中国中医药出版社出版
北京经济技术开发区科创十三街 31 号院二区 8 号楼
邮政编码　100176
传真　010-64405721
山东临沂新华印刷物流集团有限责任公司印刷
各地新华书店经销

开本 710×1000　1/16　印张 10.5　字数 138 千字
2021 年 11 月第 1 版　2021 年 11 月第 1 次印刷
书号　ISBN 978 - 7 - 5132 - 7187 - 5

定价　42.00 元
网址　www.cptcm.com

服 务 热 线　010-64405510
购 书 热 线　010-89535836
维 权 打 假　010-64405753

微信服务号　zgzyycbs
微商城网址　https://kdt.im/LIdUGr
官 方 微 博　http://e.weibo.com/cptcm
天猫旗舰店网址　https://zgzyycbs.tmall.com

如有印装质量问题请与本社出版部联系（010-64405510）
版权专有　侵权必究

作者简介

　　徐书，男，主任中医师，教授。北京中医药大学特聘临床专家，辽宁中医药大学特聘教授，北京中医药大学徐书传承工作室导师，北京中医药大学第三附属医院名师工作室导师，辽宁中医药大学附属医院岐黄撷英工程特聘专家，联勤保障部队第904医院特聘临床专家。世界中医药学会联合会肿瘤外治法专业委员会副会长，世界中医药学会联合会古代经典名方临床研究专业委员会副会长，中华中医药学会学术传承导师。

　　徐书毕业于北京中医学院（现北京中医药大学），业医三十余载，已出版专著《杏林碎金录》《徐书屡用屡效方》《徐书专病特效方》《徐书用药如用兵1》《徐书用药如用兵2》。徐书主任临床三十余年，力求经典，讲究实效，并在临床中总结出以脉诊为中心，以经方为龙头，经验时方作为龙尾，专病专药画龙点睛的学术思想，尤擅以经方治疗各类疑难病症。

内容提要

本书乃徐书教授熟读《伤寒》百遍，衡之于实践三十载，读、思、辨、悟皆俱，而形成的心法荟萃。

作者以仲景六经为基础，从"开阖枢"的理论来理解六经之生理、病理规律，指出阴为基，阳气为动力，以及"合病"与"并病"乃疑难病之核心。

时时护阳，时时扶阳是徐书教授学术之精髓。他提出，治水者，必通阳为务，通阳则浊阴自散，一通太阳之阳，一通中宫之阳，一通肾中之阳。开鬼门、洁净府皆通太阳法，肾气丸则为通少阴法。

徐书教授从大量的肿瘤病例中总结出癌毒就是阴毒的理论，并提出"肿瘤的形成不外内外二因，风毒、寒毒、湿毒皆外所因，虚劳为内所因"，回答了百年来癌毒是什么的问题。再如以"不外阴阳表里间"准确分析疫病之证型。徐书教授还认为，"仲景之脉，为脉诊之经"，主张平脉辨证，以脉辨阴阳、定病位、定病势，方可柳暗花明、开门见山。他主张，病虽万变，不离六经，邪虽万殊，不外乎气血，执方寸之规，可画天下之圆。仲景之术，医之准绳，下学上达，当温故知新矣！此乃徐书教授伤寒学术之精华，疗效确切，有很高的学术价值，值得参考。

自序

　　《伤寒论》是中医的四大经典之一，言简而旨奥，非深读而不知其秘也。其核心在于阴阳、表里、寒热、虚实，以六经作为辨证体系，以病为纲，以脉为目，以证为纬，总结出病、脉、证、人的独特体系。对其脉、证、病因、病机、预后进行总结，外邪由太阳入里，太阳、少阳、阳明、太阴、少阴、厥阴，展示六经之传变规律，总结出三百九十七法，一百一十三方。其病因虽以寒立论，但其实质包含风、寒、暑、湿、燥、火。故余以伤寒六经钤百病，效仲景之法，成竹于胸。

　　余业医三十余载，苦心研读《伤寒论》，从开、阖、枢入手，解读伤寒之六经，其根本为阴阳、表里、寒热、虚实。"伤寒之美，在于山水之间"：初识伤寒，实为"见山是山，见水是水"；条文已明，方证已清，即是"见山非山，见水非水"；融会贯通之时，则是"见山还是山，见水还是水"。读伤寒之书，犹如游览帝王宫殿，重楼木阁，回廊复道，万千门户，百看不厌；读温病之书，犹如下榻乡野别墅，田垄交错，阡陌交通，采菊东篱，悠然南山。余之管见，后世温病医家之著述，实为补伤寒之不及，羽翼仲景，功不可没。为医者，既要赏皇冠之美，又要去村墅修闲，方可博览众长；为医者，以术为先，术专则道深，道深则术精。

伤寒以通阳为先，护阳、扶阳为伤寒之要。读伤寒，仁者见仁，智者见智，百花齐放，足见中医学之博大。

余之经验乃沧海一粟，点滴之语。一理论，一临床，旨在探伤寒之要旨，遂命名《伤寒启新录》。

徐书于无锡徐氏中医药研究所

2021 年 5 月

目录

第一章
思伤寒之臻萃

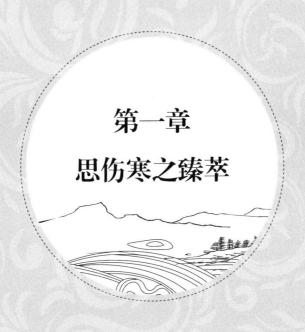

第一节　伤寒之鳞爪

对于伤寒的理解，仁者见仁，智者见智。余将伤寒脉络概括为时空论，即时间与空间的概念。时间与空间是哲学最基本的元素，而中医学的阴阳理论与哲学息息相关，故借用时间空间的理论去阐释六经之理，可达到"一览众山小"的境界。从纵向来看，当一种外邪进入人体以后，随着人体正气的强弱变化而出现不同的六经证候。然而不同的证候，亦随着时间昼夜的改变而出现逆证与顺证，这就是时间观。

空间论，对于六经而言，可有不同的解释，由六经而延伸为方证论、体质论、经络论、气化论、辨病论、辨脉论等。

近代医家黄竹斋先生，结合西医学的观点，提出了太阳为躯壳表面，阳明为咽喉到肛门，少阳为躯壳之里、脏腑之表，太阴主津液之调节，少阴为血液之调节，厥阴为神经之调节。余盛赞之。

余之所悟，《伤寒论》重在调气机，阴为根，阳气是动力，目的在于恢复脏腑生克制化之功能。其中最核心的是三气论，即一个是木气，一个是中气，一个是肾气。

第二节　伤寒与温病之争

寒与温是相对而言，皆属六淫之一。寒邪伤人，必先伤于寒水之经，然后肌肤寒栗，继之四肢拘急，恶风恶寒，身痛头痛，发热，脉浮而数或脉紧无汗为伤寒，脉缓有汗为中风。温病非寒邪之因，有的因感触而发，初起似热而非恶寒，继之咽痛。伤寒可一汗而解，温病虽汗而不解；伤寒自皮毛而入，温病自口鼻而寒栗入；伤寒有感即发，温病感而后发；伤寒治以辛温解表以发汗，温病治以辛凉透表，给邪以出路，如银翘散中的金银花、连翘，配荆芥以火郁发之，透邪以外出；伤寒发斑为病危，温病发斑为外解；伤寒以经传经，温病经不自传；伤寒温病始异而终同，但伤寒传经有进无退，故下之、和之可豁然而愈，而温病藏于三焦膜原之地，根深蒂固，其可外传，也可内传胃腑，里气结，表气郁，故下之，里气一通，表气自和。

然《伤寒论》一书，是为伤寒而作，寒邪伤人者有数种：一伤于寒水之经；二有寒邪直中三阴者。

有及时发病者为病寒，有表寒入里则化热，里寒盛者而化热。诸如有表寒、里寒、表里皆寒，有里热表寒、表热里寒。而《难经·五十八难》有云："伤寒有五，有中风，有伤寒，有湿温，有热病，有温病，其所苦各不同。"《素问·四气调神大论》明示："冬伤于寒，春必病温。"故寒邪入内，郁久化热而发病者为伏温。《素问·金匮真言论》也云："藏于精者，春不病温。"后世将其化为："冬不藏精，春必病温。"温病学家皆从这里引出伏气学说，其代表者，有叶天士的《温热论》及吴鞠通的《温病条辨》。其立论，温病别于伤寒，并提出温病从口鼻而入，创立三焦学说。然口鼻之邪非寒即温，治寒者宜温宜散也，治温者宜清宜降。虽治法各异，然六经之变以及传经之见证足以囊括三焦之温病。仲景之伤寒，其立言简而意深，细释全文，净心意会，方可举一反三，窥其珍宝。正如清代雷丰在《时病论》中所云："伤寒书统治六气病，诸如桂枝汤治风，麻黄汤治寒，白虎汤治暑，承气汤治火，五苓散治湿，炙甘草汤治燥。"也正如前辈万友生老先生提出的寒、温当一统论，颇得吾心。伤寒当统六气，六经乃百病之提纲。

第三节　阴阳论

《素问·天元纪大论》云："左右者，阴阳之道路也；水火者，阴阳之征兆也；金木者，生成之终始也。"天之阴阳，寒、暑、燥、湿、风；地之阴阳，木、火、土、金、水。阳生阴长，阳杀阴藏，阴中有阳，阳中有阴，阴阳相错，变之由生，阳道实，阴道虚，火为阳，气为阳，水为阴，水为何物，血与津液也。

百病之生，生于阴阳，邪气化生，阴阳二气，阳邪化热伤气，阴邪化寒伤形。伤于气者，鼻先受之，因鼻气通于天而通于脏，热伤气也；伤于形者，营血受之，邪来自外，寒凝营血，寒则腠理闭，气不通。

以阴阳辨百病，阴阳即气血，气血即水火，无阴则阳无所依，无阳则阴无所化，阴阳化生万物。

人身小天地，阴平阳秘，自然之理，人之活法的最高境界。

仲景之伤寒，六经辨证，三阴三阳，本质是阴阳之气的多少。所谓三阳，少阳为一阳，阳明为二阳，太阳为三阳。所谓三阴，厥阴为一阴，少阴为二阴，太阴为三阴。两阳合明阳之盛，两阴交尽阴之极，两阳合明为明，两阴交尽为幽，幽明相配，寒暑之异。

病之阴阳，药之阴阳，余视阴阳，听阴阳，触阴阳，脉阴阳，辨治百病。

三阳重在气病、火病；三阴重在津液、血病与水病。阴阳者，气血之病，水火之病也。

《道德经》言："道生一，一生二，二生三，三生万物，万物负阴而抱阳，冲气以为和。"阴阳之道，万物之理。推之可数，以一统百。

明阴阳之道，上可治国，下可医病。如尿毒症，毒素蕴结于体内而

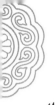

不能外达。根据"阳主开，阴主藏"之理，可从开太阳或温肾阳入手，而达到阴阳交泰、气化复常、瘀毒得透之效。明六经之道，可释糖尿病之秘。血糖升高重在三阴，阴中求阳，阴消阳长。少阴主血液，故血液病从少阴入手。阳气乃阴血所化，阴血乃阳气所生。正如已故先师顾丕荣所言："血色素为血中之营，白细胞为血中之卫，红细胞为血中之阳，血小板为血中之阴。"如血小板减少可考虑为阴不足，故从少阴求治。由此可见，从阴阳论治辨病实为上医之道也！即《素问·阴阳别论》所论："谨熟阴阳，无与众谋。"知其要者，一言而终。

《素问·阴阳离合论》云："阴阳者，数之可十，推之可百，数之可千，推之可万，万之大，不可胜数。"天地日月，昼夜变化，阴阳交替而生万物，中医源于自然，自然之道，人之道。

【出血案】

杨某，女，54岁。2020年7月21日初诊。

主诉：咯血3天。

病史：患者3天前开始肩胛骨酸痛，后突然咳嗽、咯血不止，自服云南白药，未见效果，故求治于余。既往有支气管扩张史。

刻诊：咳嗽，咯血甚多，面色无华，呛咳心悸，舌质红，苔白，六脉虚浮。

予以三黑散加味。

方药：贯众炭24克，侧柏炭15克，棕榈炭15克，白茅根24克，大蓟24克，小蓟24克。3副，水煎服。

药后电话告之，出血已止，后以引火汤善后。

按：《景岳全书》云："人生于阳，而根于阴。"阴平阳秘则无病。若阴气亏，则阳自胜，失血诸症无不相应而致。阳搏于阴者，迫血妄行，当以止血为先，故选用三黑散经验方加味而效，引火汤善后。

第四节　五运六气辨

夫天布六气，地生五行，春夏秋冬，生长收藏，阴阳交替，生机盎然。阴生五脏，阳生六腑，阴阳五行乃万物之本，生化之机。

五行者，木、火、土、金、水，也云五运也。五行之相生，天一生水，水生木，木生火，火生土，土生金，金生水。其相制，木克土，土克水，水克火，火克金，金克木。生克制化，相互滋生，制其太过，协调平衡，生生不息。若制克太过，上下不交，阴阳离决，精气乃绝。

天地之间，人居其中，人之生理集生、长、化、收、藏，生生不息。人之生理，三阴三阳，即太阳、阳明、少阳、太阴、少阴、厥阴，也称六气。五运合五行，而六气也合五行。五运六气之变为疾病之根本，人之有形而合无形。太阳主寒，水也；阳明主燥，金也；太阴主湿，土也；少阴少阳主火，热也；厥阴主风，木也。六淫即风、热、湿、火、燥、寒，天之六淫，人之六淫，无时不感，太过与不及皆病，五运六气主之。

仲景《金匮要略》云："见肝之病，知肝传脾，当先实脾。"培土生金法之如薯蓣丸、麦门冬汤、甘草干姜汤；抑木扶土法如小柴胡汤、当归芍药汤、奔豚汤；培土制水法如甘草干姜汤、干姜茯苓白术汤，皆是生克制化之实例，示人以典范。

《素问·六微旨大论》云："亢则害，承乃制，制则生化，外邪盛衰，害则败乱，生化大病。"

《素问·阴阳应象大论》云："年四十，而阴气自半也，起居衰矣。"肾精亏虚则六气趁机而入，五行相乘相侮，致脏腑气机紊乱，清浊相干，阴邪横生。

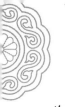

诚如余临床所见五行制化失常致病者，多不出此二。

第一，水寒木郁，生机不旺，瘀痰癌毒伺机而动，相互搏结，终生阴寒肿物。

第二，火不燠土，水寒土湿，土壅木郁，水湿泛滥，心肾难交，生机将没。

治其大法，不外扶肾阳，暖肾水，升其肝，降其肺，活气机，通水道，助蒸腾气化，扬生生之机。为医者，明大法，重在调，活其变。方取麻黄附子细辛汤温扶肾阳，透邪外出，四逆散升肝，生脉饮降肺。清阳上升，浊阴下降，气机调畅，何病之有？妙哉！

第五节　开阖枢与气化论

伤寒六经辨证是中医最重要辨证方法之一，其核心是六经气化理论。《黄帝内经》中通过开阖枢学说来阐释三阴三阳的生理、病理机转，以门户为抓手，把开、阖、枢三者以门转动的形式，动态地展现气化过程。

一、开阖枢的渊流

《素问·阴阳离合论》云："太阳为开，阳明为阖，少阳为枢；太阴为开，厥阴为阖，少阴为枢。"其内涵是应用开阖枢理论来说明三阳、三阴经络之生理功能。历代医家皆重视其学说并发展之，诸如陈修园、唐容川等，其中最具代表性的两位即叶天士、徐荣斋。叶天士指出："上焦不开，下焦不行。"徐荣斋指出："开阖枢乃六经之关键。"此理论已经上升至气化层面，即"开中有阖，阖中有开，开阖之中离不开转枢"，体现了六维立体论、整体观。

二、开阖枢之生理

太阳主开。太阳为三阳之表，主皮毛，为外界之屏障。气机通畅，血脉调和，通调水道，下输膀胱。若太阳毛孔闭阻，则会出现气机闭阻、血脉不通、水液停留而上泛等诸候。

阳明为阖。阳明主受纳水谷化精汁，主转化糟粕，故阳明为阖，阖的是津液。伤寒热入阳明，往往由气到腑，形成阳明腑实证。

少阳为阳枢，出则太阳，入则阳明，也称半表半里之枢，枢的是气机。少阳主三焦，主气、血、水。

太阴为开。病从三阳进入三阴，太阴首当其冲，故为阴分之表。其功为血液周流，津液上达。

少阴为枢。少阴为水火之脏，水火既济，阴阳交合，国泰民安。

厥阴为阖。厥阴为阴分之里，为两阴之交尽，手厥阴心包代君行令，使阴血敛而火不作。

三、开阖枢之病理

太阳为开，可分为两种情况。

一种是开机障碍，阳气不能达表，寒邪郁于体内，不能宣泄，故出现头身疼痛、发热、咳喘、脉浮紧等太阳表证。

一种是开得太过，卫外之阳失固，可出现面色㿠白、自汗、乏力等。这种情况极易发生外邪入侵，邪气内陷，五脏受累，可出现太阴、少阴、厥阴证。

阳明为阖，也可分为两种情况。

一为阳不入里，可形成阳明气分证。

二为阳不下归，可形成阳明腑实证。

少阳为枢及半表半里之阳受阻，可引起气、血、水失调，可表现呼吸道、消化道、泌尿道的证候。

太阴主开，主要以传输水谷精气。太阴不开，亦可表现两种情况。

一为太阴失开，则壅滞不通，形成腹胀。

二为开泄太过，形成腹泻。

少阴为枢，全身的津液、气血、水火之转化，皆靠少阴枢机作用。若少阴失枢，则水湿泛滥，脉络痹阻或烦躁面赤，手足厥逆。相比而言，少阳之枢如户枢一样，能进能出，能开能阖，能上能下，出者从表，入者从里，是表里出入之枢。

厥阴为阖，主要阖的是血，纳入气中，若厥阴失阖，气绝于里则火反浮于上，故可引起头晕、头痛、失眠、口干、口渴等症状。

四、六经之开阖

（一）三阳的开阖

邪入太阳，当开不开，闭合太过；邪传阳明，当阖不阖，或闭塞太过；邪入少阳，当枢不枢，或枢转太过，皆产生三阳疾病，当汗、下、和而解。三阳取之于少阳，重在一个枢字，让邪气转枢而出。

（二）三阴的开阖

邪入太阴不解，邪气内陷，可形成腹满，自利益甚，由虚寒证转成全身性虚寒证，直接进入厥阴，三阴交尽。若阳气来复，厥阴之邪也可以从少阳而出。三阴之中，取之于少阴，重在一个枢，邪气可以出太阳。

（三）阳开阴阖

合病也，太阳不解，内陷少阴，形成太少两感证。麻黄附子细辛汤，少阴之邪，太阳而开。

（四）阴开阳阖

阳明腑实证，泻下太过，腹泻不止，邪转太阴，太阴病不解，阳气来复，形成便秘。由开到阖，也可以由阖到开。

（五）阳开阴开

太阳为阳开，太阴为阴开。太阳不开，肺受邪故出现寒热、咳喘、痰饮等症状。故予桂枝汤、麻黄汤、桂麻各半汤、大小青龙汤、葛根汤，主要根据病情的轻重、兼夹证的多少来决定用方。

太阴不开，则湿郁发黄等出现湿温病。阳开与阴开的联系，阳开正常，太阳膀胱气化通利，则小便自利，湿邪自有出入，黄疸自能消退。后世医家根据这个治疗原则常常在调脾的基础上加用开太阳之品。如杏仁、橘红之品可增加疗效。

（六）阳阖阴阖

阳明为阖，厥阴也为阖。厥阴与阳明是木与土的关系。在生理上，胃纳水谷化为津液，轻者归肺，浊者归肝。故古人提出厥阴不治，求之于阳明。厥阴阳回是关键，阳回取之于阳明。

（七）阳枢和阴枢

少阳为阳枢，少阴是阴枢。少阳侧重于半表，少阴侧重于半里。少阳枢机不利，故出现寒热往来、胸胁苦满。少阴枢机不利，故出现或寒或热、或表或里的不同证候。少阳病喜呕，少阴病欲寐。从阴阳来辨，呕为阳证，主出；寐为阴证，主入；喜呕而不得呕，欲寐而不得寐，这是枢机不利的典型表现。

开阖枢之理就像我们家里的门，白天经常打开可以透气通风，而晚上需要关门可以"防盗"，防止虚邪贼风。而控制门开关的枢纽在于少

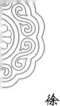

阳与少阴。太阳为开，可以调节呼吸，通调水道；阳明为阖，胃肠吸收营养，主纳而不出；少阳为枢，可以调节气之往来、津液之传导、上下之流通。太阴为开，能传输水谷精微，散布于全身；少阴为枢，血液周流于全身，血行不到便是病；厥阴为阖，阖的是血液，阳气实则生，阳气衰则四肢厥冷主死，故余提出厥阴主生死之说。

五、六经之病理

太阳之虚在少阴，少阴之实在太阳。

少阳之虚在厥阴，厥阴之实在少阳。

阳明之虚在太阴，太阴之实在阳明。

虚实之辨，脉之辨，有力无力。

当外邪侵入后，即会当开不开，或开泄太过，当阖不阖，闭塞太过，当枢不枢，转枢太过，皆可造成病理之象，正如《素问·六微旨大论》所云："出入废则神机化灭，升降息则气立孤危。"伤寒之要意，邪气由太阳到厥阴，正气由厥阴到太阳，升降出入，阳气为基，气化为要。

伤寒与杂病之病机不同，但人体之脏腑一样。故伤寒之六经，百病之纲要，生死之枢机。伤寒一百一十三方，旨在恢复六经开阖枢之生理功能。为医者，重在知其变。

—— 第六节　脉诊阐微

一、脉诊之要

《素问·阴阳应象大论》云："察色按脉，先别阴阳。"先天为阴阳，后天为脉象，呼出为阳，吸入为阴，一呼一吸，阴阳相交，由阳入阴，由气入血，气血周流，精气神俱现。

脉以气血为先，荣卫为道路。阳主脉浮，阴主脉沉。外感忌沉，内伤忌浮。伤寒脉沉者，邪入阴经，内伤脉浮者，阴不胜阳，血证脉浮者死，久病脉浮者难治。

寸口为阳，尺为阴。寸口当浮，尺当沉。寸口若见沉细无力，为阳中伏阴，尺见沉数有力，为阴中伏阳。寸口脉大，为重阳，尺口脉微为重阴。寸口脉细微为脱阳，尺脉见微者为脱阴。

余之见，以浮沉定表里，数迟定寒热，弦软定虚实，滑涩定阴阳。

伤寒首先言病，以脉定证，以证定方，可以窥得病势，识得病机。

太阳脉浮，浮而有力，无汗，为寒在表，寒伤荣，属表实证，宜汗之。浮而无力，有汗，为风邪所犯，伤于卫分，表虚证，宜补之。恶寒伴脉浮者当从表治，三阴之脉浮，为邪气出表。正虚之人，感邪之后，其脉常见浮细或浮弱之象。浮脉还主结胸、痰热、实热内结、风水。但寸浮主表证，尺浮主里证。内伤病中，脉浮可见里虚证，若浮大，按之无力，属肾精亏损，虚阳外浮。

若见微洪之脉，为邪在经，属于热证当清之。脉见沉实者，为腑病，当下之。若见脉大，大脉为病进，为邪盛，当下之。若见弦数之脉，在皮肤肌肉之间，当属少阳，邪在半表半里，此属表里、阴阳、寒热、虚实俱在，当根据有力、无力来定性，有力为实、为热，无力为虚、为寒，当和之。

若浮中沉三部脉不见者，当属伏脉，若病之初，头项疼痛、恶寒者，当属邪闭，不得发越，当发之、开之。

脉之重取在筋骨之间，当属沉脉。沉脉是与浮脉相对，沉主阳虚，主邪阻，主水。沉为三阴之脉，贵在有力无力。有力者，邪在里，可下；无力者，主寒邪中里，里虚寒证，宜温之。

脉浮紧者当发其汗，邪随汗解。脉沉实者当下之，浮属阳，沉属阴，数在腑，迟在脏。

弦脉为邪入少阳之脉，有两种含义：本经自病与两经同病。杂病以弦为阳，伤寒以弦为阴，单弦者为饮，双弦者为寒，弦数多热，弦迟多寒，故弦之脉主饮、虚、寒。

数主热，主病进，主疮疡。紧主寒凝，主痛。浮紧主表寒，沉紧主里寒。滑脉主痰，主湿热。

大脉为病进，缓脉为病退，阳甚则促，数而一止，代脉，动而中止，阴甚则结，缓而一止。

传经之脉，脉见沉实，当下之；直中之脉，脉见沉迟，当温之；病缓之脉，脉见缓之，当自愈。

二、脉之悟

（一）阴阳脉法

昔日俞东扶先生谓："治病之难，难在识证，识证之难，难在识脉。"脉诊是中医最基本的诊疗方法之一，它在四诊中占有非常重要的地位，也是衡量一个中医师最基本的标准之一。余在临证中注重脉诊，一是受恩师李士懋老师的影响；二是受中医经典的启悟，从仲景《伤寒论》中得到很多启示；三是自己临证反复体验。由于三十多年专注于脉诊，逐渐形成了在望、闻、问的基础上，以脉诊为中心的辨证论治的学术思想。余之思想主要来源于仲景的平脉法。

1. 平脉法的脉诊特点

辨证的关键是首辨阴阳，脉诊也然，故仲景在平脉法中首先提出阴阳辨脉法，如浮、大、滑、数为阳；沉、小、涩、迟为阴；三阳证以阳脉为多，三阴证以阴脉为多。阳脉为邪有余，阴脉为正不足。

其次以切脉的部位分阴阳。关前为阳，关后为阴。仲景在"胸痹篇"中指出："夫脉当取太过不及，阳微阴弦，即胸痹而痛。所以然者，责其极虚也。今阳虚知在上焦，所以胸痹、心痛者，以其阴弦故也。"
阳微即指寸脉微，阳得阴脉则不足；阴弦即指尺脉弦，脉得阴脉即胸痹
而痛。太过，是指尺脉弦紧，由阳虚气滞、寒痰气结所生。由此得出胸
痹本质是上焦阳气虚，下焦阴寒太过。

其三以浮沉分阴阳，浮取以候其阳属六腑，沉取以候其阴属五脏。

2. 脉定病机

《伤寒论》第1条曰："太阳之为病，脉浮，头项强痛而恶寒。"浮
脉为太阳病之主脉，其病在表，临床所见此脉此证均可作为太阳病
论治。

《伤寒论》第281条曰："少阴之为病，脉微细，但欲寐也。"脉微
或细，见但欲寐之证据，即可定为里证寒证，即可用四逆汤。

《伤寒论》第12条曰："太阳中风，阳浮而阴弱，阳浮者，热自发，
阴弱者，汗自出。"此条说明卫强营弱之理。第249条曰："跌阳脉浮而
涩，浮则胃气强，涩则小便数，浮涩相搏，大便则坚，其脾为约。脾约
者，其人大便坚，麻子仁丸主之。"此条阐述脾约之机，诸如尺中脉微，
可定里虚。脉迟者为寒，脉弱者脾胃气虚之证等皆是以脉象定病机。

3. 脉定病势

仲景在平脉法里指出，肝脉，其脉微弦濡弱而长，若见肝脉弦直，
此为肝脏伤之脉。因肝为刚脏，体阴而用阳，阳旺时出现弦紧之象，如
将军之怒，体阴之象，脉濡弱而长，如杨柳之垂柔，这叫弛张有度。在
肝癌的治疗中常常遇到脉弦急而硬，提示预后不良。其次心之脉，心属
火，其脉洪大而长。心病时见脉大而长为善，假令脉来微，则为恶。肺
之脉，当脉浮若见缓迟则为佳象。若得数脉，法当生大痈。初得肺部肿
瘤者，脉见沉细而弱。肺主一身之气，脉弱代表气血衰败，瘀滞痰浊内
生，必生肿物，脉数代表病进。肾脉当沉如石，若见实大者则病重，若
见虚大者则病微。

4. 脉之常与变

《伤寒论》中总结六经之脉，以太阳脉浮，少阳脉弦，阳明脉大，太阴脉濡，少阴脉细，厥阴脉涩为常也。

仲景《伤寒论》第 221 条曰："阳明病，脉浮而紧者，必潮热，发作有时。"第 122 条云："病人脉数，数为热，当消谷引食，而反吐者，此以发汗，令阳气微，胃气虚，脉乃数也。数为客热，不能消谷，以胃中虚冷，故吐也。"第 221 条云："脉浮不主表而主里病。"第 122 条云："脉数不主热而反而为寒。"可见，脉象既有一般性又有特殊性。临床中只有知常达变，才能更准确地治疗疾病。

5. 脉象与预后

《伤寒论》第 4 条曰："脉若静者，为不传，脉数急者，为传也。"此条以数急来判断病情的进展情况。在临床中特别是外感热病、出血性疾病或肿瘤的治疗过程中，以数急者为凶、脉静者为佳作为判断预后一个重要指标。比如肺癌患者，右寸见弦数者，代表肿瘤在进展期，此时当以重剂以截断，在用药方面，脉象从数急脉变成缓脉，说明药已中病，效不更方，代表治疗有效。

（二）脉诊与经方

余经过三十多年的临证发现，每一个经方皆有一个典型的脉诊，现分享如下。

脉浮，病在表，浮缓，桂枝汤，浮数，麻黄汤。

脉浮细或浮弱，属于虚人外感，宜补中益气汤加苏梗。

脉浮滑或者滑数，伴舌质红苔白腻，属于痰热，宜小陷胸汤。

脉浮伴恶风，一身悉肿，为风邪夹水湿在表，宜越婢汤。

脉浮身重，汗出恶风者，防己黄芪汤。

咳而脉浮者，厚朴麻黄汤（表邪夹水饮）。

脉沉者，泽漆汤（水饮）。

寸脉浮主表，尺脉浮主里。

如腰痛、短气见尺脉浮者，说明肾虚之候，左尺浮以栝楼瞿麦丸，右尺浮以附子汤加桂甘龙骨牡蛎汤。右寸浮弦且紧者，葛根汤类。左尺沉弦者，五苓散证；左尺脉沉涩有力者，桃核承气汤类。右脉沉涩有力者，桂枝茯苓丸类。

右三部脉见微细浮弱，选补中益气汤、炙甘草汤、附子理中汤一类，以补其气。左寸关浮弦，右三部虚弱者，也用补中益气汤。若两手脉均浮弦，宜小青龙汤。右寸浮洪者，《千金》苇茎汤。

左关浮弦或者弦细者，小柴胡汤；若关弦滑有力，大柴胡汤。若关弦大而滑者，小柴胡汤合白虎汤；若两关不调者，即左关强，右关弱，柴胡桂枝干姜汤。右关浮洪有力者，白虎汤；右关沉弱，附子理中汤。左弱，右脉浮滑大者，乌梅丸。

脉寸浮大尺部弱，或浮洪无根者，是上实下虚证，宜用引火汤，清上而填下；若寸关脉大，尺细数，三甲复脉汤；两寸弱，两尺浮弦者，下部实而上部虚，是气虚下陷之症，宜用补中益气汤。

（三）案例分析

1. 鲍某，男，45岁。2018年8月1日初诊。

主诉：颈部强紧不适伴双手麻木3年余。

病史：患者3年前无明显诱因出现颈部疼痛伴麻木，在医院行X线检查诊断为颈椎椎间盘突出。有重度脂肪肝病史，血压110/80mmHg。

刻诊：无汗，口干，舌苔薄腻，脉右寸弦紧而大。

辨证：寒邪闭阻。

方药：葛根汤加味。葛根50克，麻黄3克，桂枝10克，黄芩9克，白芍10克，威灵仙20克，伸筋草10克，桑枝30克，茯苓30克，白术10克，附子10克，白芥子10克，甘草6克，生姜10克。

以此方加减共服55副，诸症消失。

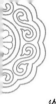

按：几几然，项背强引，是身重难舒貌，此证名刚痉。风寒伤筋，受寒邪束缚，故拘急而强直也。盖无汗、恶风或恶寒，是中风寒之征象也。表实不舒，故无汗也。"无汗是刚痉，有汗是柔痉"，明指刚痉为表实，柔痉为表虚。此方可医治无汗之破伤风，余曾用之有效。余在临证中抓住右寸弦紧而大，可直取其方。

2.曹某，男，45岁。2018年9月2日初诊。

主诉：失眠，入睡困难两个月。

病史：遗传性高血压病史10年，血压处于180/120mmHg左右，一直服用西药维持。

刻诊：失眠，烦躁，白痰多，口苦，口干，便干，舌苔黄腻，脉浮弦滑数。

辨证：少阳郁热夹痰证。

方药：柴胡加龙骨牡蛎汤加味。柴胡10克，黄芩9克，半夏12克，生地黄60克，桂枝10克，防风6克，甘草6克，党参20克，大黄10克，枳壳10克，白芍15克，龙齿10克，牡蛎30克，酸枣仁30克，夜交藤30克，黄连6克，钩藤24克。15副，水煎服。

二诊：药后效果佳，血压150/90mmHg，继用上方巩固治疗两月余，血压、睡眠诸症消失。

按：脉浮弦滑数主少阳阳明之证，故选用大柴胡汤。大柴胡汤出自《伤寒论》，主治伤寒十余日，柴胡证仍在，呕不止，心下急，心中痞硬，郁郁微烦，内实，热结在里，往来寒热等证。大柴胡汤主三焦之里层，攻心腹胃肠结气，推陈促新，大便下，结气除，失眠而安。

3.胡某，男，40岁。2018年10月20日初诊。

主诉：左眼视物模糊两个月。

病史：患者两个月前左眼外伤后引起水肿，继之增生，伴视物模糊，医院检查眼压高。无锡某医院建议手术治疗，患者拒绝手术，求助于中医。

刻下：口干口苦，大便先干后稀，舌苔薄腻，脉左关弦细滑两尺弱。

辨证：少阳少阴合病。

方药：小柴胡汤合当归芍药散合四逆汤加味。柴胡10克，黄芩9克，半夏12克，党参10克，甘草6克，当归10克，赤芍10克，川芎10克，白术10克，泽泻10克，茯苓10克，菊花10克，白蒺藜10克，车前子10克，蝉蜕10克，大黄3克，附子10克。10副，水煎服。

二诊：药后检查眼压全部正常，视力较前明显好转。继用上方巩固治疗45天，视力大部分恢复，水肿消失。

按：此左关弦细滑伴口干口苦属少阳之候，大便稀伴两尺弱属少阴虚损之候，故以小柴胡合四逆汤加味治疗。

4. 王某，男，21岁。2019年3月24日初诊。

主诉：牙痛3个月。

病史：突发牙疼，白天疼痛较缓，夜间加重，使用多种抗生素无效，牙科检查无异常。

刻诊：牙龈不肿，口淡，尿黄，舌淡，脉沉细。

辨证：虚阳外越。

方药：四逆汤加味。附子10克（先煎），干姜15克，炙甘草20克，白芷20克，骨碎补100克。7副，水煎服。

3副药后，患者疼痛肿胀消失，继用4副巩固治疗。

按：牙痛分虚实。实证脉弦滑有力，当以清胃散为主；虚证脉沉细，当以四逆汤为主。

5. 江某，女，35岁。2020年8月1日初诊。

主诉：全身发风团半年。

病史：半年前患者受寒后突起风团，时起时伏，重时烘热，在医院诊断荨麻疹，先以西药控制，但不能根治，近1周来突发加重，经朋友介绍求治于余。

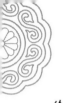

刻诊：四肢阴面频发荨麻疹，皮肤划痕阳性，口不干，舌淡红，苔白，脉沉细。

辨证：厥阴虚寒证。

方药：当归四逆汤加味。当归10克，通草10克，细辛5克，肉桂6克，甘草6克，白芍10克，何首乌20克，白蒺藜15克，蝉蜕10克，僵蚕10克。10副，水煎服。

二诊：患者诉服药3天后未起风团，苔脉如前，继以原方巩固治疗。

按：荨麻疹治疗可按寒热来辨治。热性荨麻疹一般以洗热水澡后或者受热后全身皮肤瘙痒并伴脉弦细滑数为主要症状，治疗以解毒活血汤加味；寒性荨麻疹一般皆有受寒史，症状为恶风，皮损以苍白风团为主、以阴面皮疹多见，脉见细弦，或沉细，以当归四逆汤合升降散治疗。

6.黄某，女，70岁。2020年6月24日初诊。

主诉：左侧膝关节疼痛伴活动障碍3个月。

病史：3个月前患者无明显诱因出现左侧膝关节疼痛伴活动障碍，在医院摄片诊断为左膝关节重度增生。医院建议手术治疗，患者想以中医一试。

刻诊：左侧膝关节疼痛，活动时加重，有高血压病史20年，血压160/110mmHg。口干，二便正常，舌淡苔白，寸关大，尺脉细数。

辨证：阴虚阳浮。

方药：三甲复脉汤加味。鳖甲10克，龟甲10克，牡蛎30克，麦冬10克，生地黄10克，阿胶10克，白芍10克，麻子仁10克，山慈菇5克，炒延胡索20克，威灵仙20克。10副，水煎服。

二诊：药后疼痛明显好转，血压150/95mmHg，继用上方治疗两个月，疼痛消失，血压一直稳定为145/90mmHg。

按：三甲复脉汤见于《温病条辨》："下焦温病，热深厥甚，脉细促，心中憺憺大动，甚则心中痛者，三甲复脉汤主之。"国医大师李士懋老师曾论述此方之脉证，阳脉浮大而虚，尺脉细数，或脉浮大，沉取细数而虚，皆代表阴虚阳亢之证，此患者以下肢疼痛为主证。脉见阴虚阳亢之脉，与三甲复脉汤病机相同，异病同治，故可用之。

三、脉之常与变

"以脉为门，可开门见山，见微知著，洞悉其妙，柳暗花明。"

——徐书

诊病当先知生理，而后病理，对于脉学而言，也是如此。五行之理，相生为肾水生肝木，肝木生心火，君火下交于相火，相火生脾土，脾土生肺金，肺金生肾水，生生不息，永不停滞；相克为心火克肺金，肝木克脾土，脾土克肾水，肾水克相火，肺金克肝木。相生相克，阴平阳秘。

脉之生理，五行相生，则人体生、长、化、收、藏于小天地，长于春，旺于夏，收于秋，根于冬，生生不息；脉之病理，五行之克，虚实瘀积，外邪侵袭，内外合病，生克制化现于脉中，心思灵透，自能捕捉。

（一）脉之常

仲景提出脉诊之纲要，脉当取之太过与不及，太过为实，不及为虚，脉实证实，脉虚证虚。实证者法当泻之，虚证者法当补之。虚实之中在于脉沉取有力、无力，虚实脉，当以沉候为准，因为沉为根，沉为本。

伤寒六经之脉，以太阳脉浮，少阳脉弦，阳明脉大，太阴脉濡，少阴脉细，厥阴脉涩。也可以从部位分虚实，如左寸：实属太阳，虚为少阴；右寸：实属阳明，虚为太阴；左关：实则少阳，虚则厥阴；右关：实则阳明，虚则太阴；左尺：实则太阳膀胱，虚则少阴；右尺：实则阳

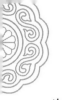
明大肠，虚则少阴。

（二）脉之变

《伤寒论》云："水病脉出者死。"水肿病脉沉或沉绝，是因水邪内盛，营卫受阻，脉气不畅所致。如水肿（阴病）未消，脉由沉或沉绝而暴出（阳脉），则是阴盛阳浮，真气欲脱之危象。《伤寒论》第221条："阳明病，脉浮而紧者，必潮热，发作有时。"第122条："病人脉数为热，当消谷饮食，而反吐者以胃中虚冷，故吐也。"以上皆仲景脉学之所见，以窥变之理。从浮、沉、迟、数、缓脉中同样能窥脉之变。

1. 浮脉

浮脉主表，浮紧风寒，浮数风热，浮迟风冷，浮虚伤暑，脉浮兼表证，脉证相符，此为一般而言。

若脉浮兼汗喘，大便泄泻，重按无力，肢冷神衰，变证将在挥手之间，久病见脉浮者，可见中虚，或阴阳两伤，或变为危候。如《金匮要略·血痹虚劳病脉证并治》云："男子面色薄者，主渴及亡血，卒喘悸，脉浮者里虚也。"浮脉也主脏气衰竭，《金匮要略·肺痿肺痈咳嗽上气病脉证治》云："上气，面浮肿，肩息，其脉浮大，不治。"

2. 沉脉

沉数里热，沉迟里寒，沉缓水蓄，沉牢痼冷，此为常，急性热病见脉沉者，此为气郁，当透热转气，给邪以出路。

《伤寒论》第301条："少阴病，始得之，反发热，脉沉者，麻黄附子细辛汤主之。"仲景之意，沉脉主表，因少阴先虚而表邪重，寒邪直中，故见沉脉。余之恩师李士懋先生也曾经告诫学生，表寒初期，因阳气不能外达，脉必见沉紧。《脉经》云"下手脉沉，便知是气"，即为气阻经络所致。沉脉还可主表实，也主表虚。

《金匮要略·痉湿暍病脉证并治》云："太阳病，关节疼痛而烦，脉沉而细，此为湿痹。"太阳表湿，湿为阴邪，阳被阴郁，经络滞涩，脉气无力鼓动于外所致。又云："太阳病，其证备，身体强几几然，脉反沉迟。"太阳病有头项强痛，伴发热、汗出、恶风的表虚证，而内有津液血不足的痉病。

3. 数脉

脉数主热，此为常，而两寸浮急，尺部无力或全无当属寒之急，虚阳外浮，大出血后，虚阳外越，或上热下寒之戴阳证脉多见数急。

如《素问·至真要大论》云："脉至而从，按之不鼓，诸阳皆然。"此阴盛于下，逼阳于上，虚阳浮露于外，而有身热、面赤、戴阳于上，脉数无神，内真寒而外假热。《金匮要略·痰饮咳嗽病脉证并治》曰："久咳数岁，其脉弱者可治，实大数者死。"古书云："无故脉数，必生痈疽，数实者为肺痈，数虚者为肺萎。"

4. 迟脉

迟脉主寒属阴，此为常，也主气滞，也主热。《伤寒论》承气证，亦见脉迟，是气阻脉道之故也，故见脉迟。迟脉当辨有力无力，浮迟表寒，沉迟冷结，有力实滞，无力虚寒。《金匮要略·妇人杂病脉证并治》："妇人中风，发热恶寒，经水适来，得之七八日，热除而脉迟身凉……此为热入血室也……"

5. 缓脉

缓脉主胃气和，有时主热，变脉也。有两种脉象极易混淆，其一弦长实大搏指，已无和缓之象，与革脉非常相似。初学者，极易误为实脉，此脉乃胃气垂败，真气外露之大虚证。其二是邪气闭郁殊甚，脉沉细小涩迟，极似虚脉，然按之必有一种躁动不宁之象，乃大实之脉，法当泻之。

脉之神，在于知常达变。

四、特诊法——尺后脉之秘

仲景之脉，为脉诊之经，后世之脉，脉诊之络，中医之精华，散于

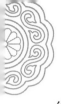

民间，中医前辈，陈荫南老先生，独善尺后脉，言简而快速，可定虚实，邪之进退，新感与伏邪。余偶得之，施与临床，以此抓"独"法，可柳暗花明。

传统脉法以寸、关、尺诊之，但在临床实践之，可得寸上寸脉，尺后尺脉。寸上寸脉谓之溢脉，山西名师刘绍武多阐述之，而尺后脉之秘，少有知之，故尽释之。

（一）尺后脉之部位

尺脉后面按之应指，谓之尺后脉。其部位在尺脉后，在经渠穴上下，脉象可长可短，以明显的搏动为独。诊断方法，与寸口三部一样，脉轻按三部，按之均能应指才算"尺后脉"，如果浮取有脉，重按无脉以及按之无力，俱属虚证。

（二）判断病情

1. 辨有无外感

《脉经》云："大脉为有邪，缓脉为无邪。"对一般外感病可以做出准确的判断，但在临床中见三阴病患者，正虚邪陷且病程较长，脉沉细小者，辨别困难，此时诊"尺后脉"，按之模糊不清或不见则为无邪，反之则定有外感，极为简单。

2. 区别虚实真假

虚实的诊断，当以脉沉取为度，有力为实，无力为虚，但在临床中见特殊情况，脉症不符者，如"大实有羸状，至虚有盛候"，以及湿邪阻滞，脉必沉涩，更有大虚症状脉反浮洪无根者。此时可结合"尺后脉"诊断，按之有力者则为实证，无力者则为虚证，非常便捷。

3. 辨别寒热真假

在临床中，特别是重病患者，病情发展到后期出现寒极或热极两种状态时，如阴寒内盛、格阳于外的寒极似热之假象，脉见浮大；或"阳盛格阴""热极似寒"之"热深厥深"证,脉见沉微欲绝者。此时判断非常困难,当采用"尺后脉"特诊法,以按之有脉为实证,无力或无脉为虚寒,以此可直接诊断辨出真假寒热之证。

4. 辨别邪气消长

判断邪气进退,其一可判断预后,其二可及时调整用药。单纯地靠传统脉诊,有一定难度。而对于"尺后脉"特诊法则极为简单,见"尺后脉"存在,邪气在,"尺后脉"消失,邪气也消失。

5. 辨闭经之虚实

闭经有虚实之分,实证当泻,虚证当补。特诊法"尺后脉"见微浮不匀或按之无力者,此为虚证;而见尺后脉弦滑有力者为实证。

6. 辨瘀血

妇科血证,特别是阴道出血不止,淋沥不尽者,此时当止血还是先化瘀,临床中往往不好把握,特别是瘀积残留者,若医不察,妄投补涩之剂,则愈补愈流,终成坏病,治疗两难。此时我们可以借助"尺后脉"特诊法予以判断:以按之有力者,即可断为瘀积,治以化瘀之品攻之即血止病愈。

虽然特诊法在临床中对于诊断有重要的意义,但不能忽略四诊合参,当灵活运用,方可以做出正确诊断。

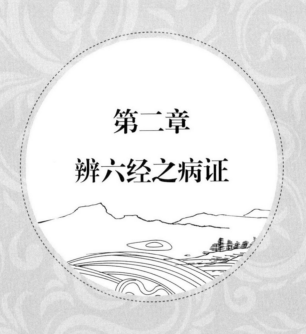

第二章

辨六经之病证

第一节　六经辨证之我见

《素问·阴阳应象大论》曰："善诊者，察色按脉，先别阴阳。"此为万病之指掌。阴阳是总纲，包括阴阳、表里、寒热、虚实。阴阳之要，阴平阳秘。

《伤寒论》首辨其病，如太阳病，再辨其证审其脉，从而决定治病方法。所谓的病就是指太阳病、少阳病、阳明病、太阴病、少阴病、厥阴病这六经病。从六经辨证来看，所谓的"三阴三阳"实际上就是阴与阳的多少。其本质就是寒、热、虚、实。如"病有发热恶寒者发于阳也，无热恶寒者发于阴也"，从这一条可以定出，寒热适用于所有的疾病。

人的禀赋不同，同样是感邪，但表现却不相同。阳道实，阴道虚。阳盛之人可主表、主热、主实；阴盛之人可主里、主寒、主虚，即如《素问·通评虚实论》所言："邪气盛则实，精气夺则虚。"辨脉法，脉大、浮、动、数、滑为阳；脉沉、细、涩、弦、小为阴。

寒热乃病之情，虚实乃病之性，表里乃病之候。表为躯壳之体，里为内脏之境。概括起来讲，太阳病是表热，少阳为半表半里之热，阳明为里实热证，太阴是里虚寒证，少阴为表里虚寒证，厥阴为里虚寒热错杂证。

六经之纲，从阳转阴，从表入里，由热转寒，由实而虚。病之来路，病之去路，论之主次，章法分明，动中有静，此为仲景辨证之要旨。

病至阳者，可用汗、吐、下、清之法，宜攻之、散之。

病至三阴者，必是阳气本虚，而不能卫外为固，如同国家无国防之

第二章　辨六经之病证

军，敌人可长驱直入，可温之、补之、托之。

三阴三阳最为关键的还是开阖枢，其中"枢"是最为重要的。从表里层次而言，三阳过后便是太阴，邪气由阳转阴的关口主要在少阳。病至少阳，里气更虚，机体处于血弱气尽腠理的情况，故会出现往来寒热，胸胁苦满，头晕目眩，默默不欲饮食等症状。正盛则邪退，正衰则邪进。故仲景以小柴胡汤治之，目的在于恢复少阳阳枢之功，阻断病情的发展。其中的关键是人参、甘草、生姜、红枣。同样，少阴为阴枢，而用麻黄附子细辛汤温托宣透法，旨在使寒邪从太阳而出。

《伤寒论》的核心是三阳由表入里，三阴由实转虚。三阳是太阳到少阳到阳明，三阳取之于少阳。而阴证的转变，太阴至少阴至厥阴，少阴可直中，太阴之实可转为少阴之虚，而少阴之寒结亦可转变为厥阴之燥热。太阴之实可出阳明，少阴之寒结可转变为太阳之表，一汗而愈；厥阴之邪可以转少阳，枢转气机而出。总之，三阴病将愈必须是寒邪从表而出，阳气恢复，开阖枢正常启动，六经气化功能恢复正常。一部《伤寒论》以病开篇，其意深，其旨奥。读书者，当从《黄帝内经》到《伤寒论》，方可得其精髓也。

《伤寒论》著有三百九十七法，一百一十三方，如能了然心中，观其脉证，知犯何逆，而后随证依法治之，必进上工之列。

第二节　太阳病

仲景《伤寒论》，词简而义深，应当细释全文，举一反三，临床实践，潜心悟道，方可洞之秘旨。若断章取义，则失之毫厘，差之千里。

《素问·热论》云："人之伤于寒者则为病热。"太阳为寒水之经，寒乃地气，下先受之，为表；少阴同为寒水之经，为里。太阳为三阳之表，邪从表入，即入太阳，有的直中三阴，若脏腑亏虚，则越经传之。太阳，本寒而标热，主皮毛而统营卫。表层包括皮肤、肌肉、筋骨，为人体最外层，也是最重要的屏障。外感六淫皆可侵入，但以风、寒两种邪气最为猖獗。

风为六淫之首，统于诸气。其性开泄，无孔不入。《温病条辨》云："春风自下而上，夏风横行空中，秋风自上而下，冬风刮地而行。"春夹余寒，夏夹热、湿，秋夹燥，冬夹寒。故中于风者，有轻重浅深之别。寒如冰，主收引凝滞，中于寒者，有即时发病者，有郁久发病者，有中于经络者，有寒邪直中三阴者，有表寒、里寒、表里皆寒。仲景以伤寒命名，窃认为伤寒伤人最广，致病最深，故《素问·阴阳应象大论》云："阳化气，阴成形。"

太阳病首分伤卫、伤营，故有中风与伤寒之分，一虚一实，次分中风、伤寒之细目。如寒伤营则卫遏营郁，皮毛闭塞而无汗，故头痛，全身关节疼痛，无汗而喘，脉浮紧者，麻黄汤主之。风性开泄，卫伤而不能交于荣，营卫不和则外不谐，其恶风而汗出，脉浮缓者，桂枝汤主之。

《素问·阴阳应象大论》云："冬伤于寒，春必病温。"《素问·金匮真言论》也云："藏于精者，春不病温。"后世将其化为："冬不藏精，春必病温。"所谓的精，是指肾精。肾精不藏，必阴虚而内热，感受外邪而发病故称为伏邪温病。最虚之处，便是容邪之处。故仲景在太阳篇提出伤寒有五，即伤寒、中风、温病、痉病、湿痹。即"太阳病，发热，汗出，恶风，脉缓者，名为中风""太阳病，或已发热，或未发热，必恶寒，体痛，呕逆，脉阴阳俱紧者，名为伤寒""太阳病，发热而渴，不恶寒者，为温病""太阳病，发热，脉沉而细者，名痉""太阳病，关节疼痛而烦，脉沉细者，此名湿痹"。此五种之变，不拘一经，虽放在太阳篇，实为六经之治。

仲景示人以法，邪有虚实，若营卫充实之人，邪不能入，若营卫俱

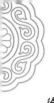

虚，风寒伤人，寒气冰至，毛孔闭塞，郁热不能透出，而表现出全身疼痛、不汗出而烦躁、恶寒甚的大青龙汤证。风寒由表入里，由浅入深，其中变证不一，有邪着经脉，表实重者，未迫及骨节者，葛根汤主之，表虚者桂枝加葛根汤治之。

由于人体气血的不同，营卫的虚实差异，卫气不已，伤及于营，营气不愈，伤及于血，故见太阳病见证各异，治疗不同。有单纯表寒者，有表寒里热者，有表证轻里证重者，有表寒里虚者，有表寒夹饮者。

表证迁延日久，不得汗出，又以发热恶寒如疟状，形成表郁不解，正气稍虚，视其具体情况如表邪较实，邪郁较重而无汗者，桂麻各半汤；如邪郁较浅而在汗后者，桂二麻一汤；如外有表证，里有郁热者，桂二越婢一汤。

外邪不解，邪入膀胱，气化不利则化为水，水化不利则变为血，故有蓄水、蓄血之别。水气内停，转化为湿，寒湿射于上，则咳喘而肺寒，犯于中则水逆中满而眩晕，流于下则濡泄。寒水不化，则变为寒饮，饮热互结，逆于上为结胸，逆于中遂成痞证。

太阳为六经之门户，风寒传经之变，有专经不传者，有越经传者，有传一二经而即止者，有阳入少阴者，有直中三阴者。有合病并病，有上热下寒，诸病百种，当见病知源，脉静为不传，脉数急为欲传也。太阳之病，六经之首，为六经演变之变，然万变而归一。

伤寒不醒便成痨，善治者治皮毛。

第三节　少阳病

《素问·六微旨大论》云："少阳之上，火气治之，中见厥阴。"此六经气化之理。少阳标本同气，火为标，气之用，火化则气之温和。实者少阳，虚者厥阴。少阳一阳生，得厥阴之风而生发。然少阳之气内统胆、三焦之腑。胆为中正之官，十一脏皆取决于胆。三焦元气之别使，肾通于三焦，主诸气，主枢机，主决渎。而少阳贯通表里之中，主津气出入之纽，故少阳为枢。

少阳之见，外有太阳，里有阳明，故曰半表半里。其症口苦、咽干、目眩皆少阳火气所化，然口、咽、眼三窍，为少阳热之孔穴。而头晕目眩乃厥阴风木所致，其胸胁苦满，默默不欲饮食皆少阳之气郁而不能转枢所致，而寒热往来正是阳枢转出之机。其治，汗、吐、下皆非所宜，故以和解之。以小柴胡汤转枢而外出，从而达到上焦得通，津液得下，胃气因和，身濈然汗出而解之效。

和法之妙在于和表里，和上下，和内外。和法不愈可以取之于中气，中气之变也可从木气入手，此为仲景之妙法。

然少阳之来路有太阳已罢，有太阳未解并少阳者，有少阳阳明合病者，有少阳不解内连太阴者，有表证轻微、里证已实之阳微结证者。有正值经来，血弱气尽，热入血室者，述病变之众，然其病机乃血虚热化所致。其血弱气尽非独指月经病，凡体弱衰老之人，无不以柴胡汤以机转之。

少阳与厥阴相表里，少阳主气，厥阴主血，气血之病，表里之病，少阳之病内陷厥阴，厥阴之邪转出少阳。气血交融，阴阳之气顺接，治之之妙，存乎于心，神明示之。

第四节　阳明病

《素问·六微旨大论》云："阳明之上，燥气治之，中见太阴。"所谓阳明，二阳合明，又阳热亢极。阳明为三阳之里，主阖，外主津液，

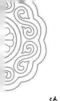

内主传导糟粕，其气主燥。阳明，司六气燥化之用，燥与湿相对而统一，胃为燥土，大肠为燥金，湿气为太阴所化，阳明燥气必赖太阴湿气之滋润。胃实而肠虚，肠实而胃虚，《素问·五脏别论》云："所谓五脏者，藏精气而不泻也，故满而不能实。六腑者，传化物而不藏，故实而不能满也。"升降出入，生生不息。阳明中土，万物之所归，气血生化之源，后天之本。若燥金太过则胃实而浊气壅滞，糟粕内阻，外失升降之枢，大便必硬，既实又满，阳明病成矣，故阳明病之提纲——胃家实是也。胃家是指胃肠，实是指无形的热邪与有形的燥结，也就是"邪气盛则实"。

阳明病来路有三：①太阳误汗、误下、利小便。②本经自病。③少阳误下。有自内而外，有自外而内，故有正阳阳明、太阳阳明、少阳阳明之分。

阳明之纲以"保胃气，存津液"为关键。阳明病外证如何？《伤寒论》云："身热汗自出，不恶寒，反恶热。"古云："有诸内必形诸外，观其外即可知内。"从证候来看，身热汗出是胃家实，不恶寒反恶热是真热。热甚于内，津液迫于外，传变有殊途，胃实是同归。

阳明有经证、腑证之别，邪传入里仅有无形热邪，肠中无燥屎阻结的称为经证。邪热内传与肠中糟粕搏结称为腑证。经、腑的区别，在于燥屎的有无。腑证较经证为重，经证的邪热进一步亢盛，灼伤津液导致肠中干燥而成腑证。热邪郁结者，白虎汤证；肠中燥结，承气汤证。

《伤寒论》云："阳明居中，土也，万物所归。"表里寒热之邪无所不归，无所不化，邪入阳明，皆从燥化为实。而邪入三阴，当正气来复，阳胜阴退，邪从燥化，从阴出阳，也可转为阳明病。以三阴经为例，三阴皆可出阳，但以太阴最多，太阴主湿土，阳明主燥土。湿土化燥便可成为阳明病。厥阴火化转阳明，阴证转阳，借阳明而出，此法为上工神来之笔也。

古有"实则阳明，虚则太阴"之说。阴阳离合，虚实可以互见，寒热可以错杂，胃热而肠寒，肠结而胃寒，能食者中风也，不能食者，名中寒，大便初硬后溏者，虚寒也，热结旁流者，燥实也，不一而足。胃家实正治有浅深第次之分，初起恶寒已罢，继之心烦，继之出现潮热，继之出现手足濈然汗出，大满大实，痞满燥实者，当急下之，以荡脏腑之实。谵语与郑声，一虚一实，当以脉辨。阳明误治诸证如三阳合病，邪热当攻，当机立断，取之少阳阳明，二阳并病，表证已罢，当下之。治学者，要知仲景之意，当以万遍为数，可得圣旨之义也。

第五节　太阴病

《素问·六微旨大论》云：“太阴之上，湿气主之，中见阳明。”太阴为三阳之里，三阴之表，为至阴之脏，以寒湿作为辨证之纲。太阴为开，阳道实，阴道虚，阳气不实，邪气内陷，而致太阴病。

太阴为湿土之经，根在脾，主中气。胃为阳土，脾为阴土，为气血生化之源，中土可灌四周，外荣肌肉，内养脏腑。《素问·厥论》云：“脾为胃行其津液也。”脾纳水谷之精，上归于肺，肺行荣卫之气，淫精于脉，心为肺行其津液，通达于全身。

阳明、太阴相表里，阳明之阖，太阴主开，升降出入，开阖有度，三阴三阳之开阖，三阳则以气为用，三阴以血为用。太阴之血，濡养肌肉，外达皮毛故为开。太阴为津液之源，但受之于阳明，太阴之温化，其本在少阴。故《伤寒论》第281条云：“自利不渴者，属太阴，病寒当温，四逆辈也。”

太阴之邪，有的是来自太阳，有的是少阳，有的是寒邪直中，邪入太阴，当开不开，必腹胀而吐，或开得太过，则自利不止。正如《素问·阴阳应象大论》所云：“清气在下……浊气在上。”故为太阴病之

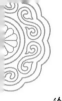

提纲。

太阴中风，尺寸俱浮，其证四肢烦疼，可发汗，桂枝汤，腹满而痛，自利不渴者寒也，咽干而渴者，热也。寒胜土自病，理中辈也。热者来自阳明，从阳明治。腹满时痛，其虚者，太阳邪气内陷太阴之里，故用桂枝加芍药汤，腹满大痛为实，桂枝加大黄汤下之。下利为太阴之本症，属脾实脏寒也，四逆辈也。伤寒之发黄，根在太阴与阳明，太阴之发黄，因小便不利，湿郁为热所蒸发黄；而阳明之发黄，因瘀热在里，内外无从发泄所致；太阴、阳明之黄，虚实不同，寒热之异。阳明之邪传入太阴，常常苔黄齿焦，此属热深厥深也。

地气上升，天气下降，脾升胃降，水火既济，中气为升降之源，脾胃为升降之枢，枢轴不运，火浮而水沉，诸病丛生。

伤寒之要，病属晚期，万病不治当求于脾胃，有胃气则生，无胃气则死。

第六节　少阴病

《素问·六微旨大论》云："少阴之上，热气主之，中见太阳。"少阴司君火。君火者，生阳之火，温煦血脉，长养脏腑。少阴内合心肾，水火之脏，为先天生命之源。

心属离火，肾属坎水，心火下降交于水，肾水向上交于火，水火既济，气血由此化生，营卫之循环，五脏藏其真元，六腑司传化之责，升降不息，阴阳相交，生化无穷。水火不交，火甚则热化，水甚则寒化，水火相争于中，阴阳逆乱，清浊相混，气之失降，血之凝滞，内寒外热，诸病丛生。

少阴病之提纲，脉微细，但欲寐。其中包括寒热两端，少阴属心肾两脏，正常情况下，心肾相交，水火既济，阴阳调和，形气神皆备。病入少阴，形神俱衰，虚寒为本。阳虚阴甚，水从寒化，形成少阴寒化之证，阳甚阴虚，水从火化，形成少阴热化证，阴阳偏甚则危，阴阳离决则亡。

脉微者，气不足，阳虚，无以养脑，则神倦欲寐。脉细，血不足，知其血虚、阴竭也。

少阴之邪有自太阳传来，有寒邪直中，其沉寒痼疾之体，受寒之后最容易表里皆寒。余之所悟：病发于阴者，极易寒化。但有轻重缓急之分，有偏于表寒，有偏于里寒，有表里俱寒。

少阴有表里两证。表证者，少阴之表，分表实、表虚，少阴之里，有阳虚阴亏、阴阳两亏。少阴表实证麻黄附子细辛汤证、麻黄附子甘草汤证；表虚证有桂枝加附子汤证、桂枝去芍加附子汤证。而少阴里证中，有纯虚寒者，四逆汤、附子汤；有虚寒滑脱者，桃花汤；有阳虚化水者偏于心，茯苓四逆汤，偏于肾，真武汤；阴虚格阳者，通脉四逆汤。

太阳与少阴一表一里，一寒一热，一虚一实。太阳为标，少阴为本。太阳主寒水，少阴主一身之水，所以少阴、太阳皆现水病之证，太阳为气不化水，少阴属水不化气；太阳外邪不解，内陷少阴；少阴之邪，可从太阳而出。诸如慢性肺病、肾炎、肝炎、心衰等病，外邪内陷，水火不交，阴阳错乱，皆从少阴入手，托邪外出，此为少阴之枢之要义。

咽喉为少阴之门户，少阴热化、寒化，在气在血皆伤及咽喉，故少阴咽喉有寒、热之分。

少阴之四逆，并无虚寒之见证，四末为诸阳之本，少阴之枢不展，阳气抑郁于内，或然证甚多，皆以四逆散主之。

少阴热化灼血枯精，真阴枯竭，热转阳明。少阴急下三证已成，口燥咽干是其明证，此证最为棘手，攻补两难之地。仲景示之急下之，攻邪即是扶正，源出于此。

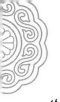

少阴死证，有阴绝、阳脱，有气绝，有阴阳俱竭，证候不一，俱属阳亡阴竭之候。

病入三阴，证候多疑似，新邪与伏邪相连，或卒中或合并，重症或死证最多，肿瘤晚期多数此证。

证有千种，不离阴阳，阴阳之要，阴平阳秘是根本。

第七节　厥阴病

《素问·六微旨大论》曰："厥阴之上，风气治之，中见少阳。"厥阴为风木之脏，相火冲和，阳中有阴，则温而不热；阴中有阳，则清而不寒，肝血输布而调达，体阴而用阳，万物争荣，推陈出新。

阳者，相火也，水中之火，寄于胆故曰相火。《素问·金匮真言论》云："东方生风，风生木，木生酸，酸生肝……在天为风，在地为木，在体为筋，在脏为肝，在味为酸。"风之形成，如室中燃火，门之上下各有两孔，上孔热而下孔冷，寒热对流而生风。《金匮要略》云："风气虽能生万物，亦能害万物。"自然之木，春以发陈，冬以枯萎，此万物之生机以变异，此为阴尽阳生之象。风为百病之长，肝为五脏之贼，天地之风无孔不入，和风养人，贼风伤人，风气通于肝，风气相求，即为厥阴风木，厥阴乃寒热错杂之脏。

"虚则厥阴，实则少阳。"少阳胆，厥阴肝，一浅一深，互为表里，可相互传输。少阳不解，传变厥阴则病危。厥阴病衰，转属少阳为欲愈。少阳发热多在下午，厥阴发热则发无定时，但午后重。

厥阴为三阴之尽，阴之初尽之时，即阳之初生，与少阳相表里，风木内藏相火，下连寒水，其性寒热，厥阴之体，以血为本，阳外而阴内，阴阳相错，变化由生。厥阴相火，出阳则游行于肌腠、经络之间，入阴则内养脏腑，寒热为标，为少阳病，阴阳进退则为厥阴病。

三阴之开阖，太阴为开，厥阴为阖，少阴为枢。病入少阴，邪入三阴寒冷之地；少阴失枢，病邪进一步转入厥阴，寒热错杂，阴阳混乱，危候死证极多。

厥阴之证，阳回之时，不在少阴、太阴，一般从阳明或少阳而出。

厥阴风木，阴尽阳生之脏，病至厥阴，病性为之极。《素问·阴阳应象大论》云："寒极生热，热极生寒。"故有寒厥、热厥之分。风性善行而数变，得热则浮而上行，得寒则邪气内陷，故有上热下寒、厥热胜复之分。

厥阴火化，一枯木自焚，一心包相火不能蛰藏而外炎，可见消渴、口糜、咽痛、喉痹、心中疼热、热厥、热利、便脓血等。

厥阴寒化，一寒邪直中，君相火微；二少阴寒水阴转厥阴，寒盛凝冰。故厥阴寒化有在经、在脏之别。在经者，手足寒厥，脉细欲绝；在脏者，下利，厥逆，恶寒，脉微欲绝。另外，木郁克土，可见呕吐、哕、下利等证。

厥阴之变，可虚可实，可急可缓，可经可络，可左可右，可上可下，可内可外，皆由阴阳二气决定。气血乱于升降，故有三证，即厥、热、下利。厥阴为多血少气之脏，有寒、热为标，肝热移于脾则热利，肝寒移于脾则寒利。故厥阴之利，有寒热之别，肝郁而疏泄于下，则便下脓血者，郁而上冲则为吐衄。

三阴皆有下利：太阴则自利腹痛，少阴则下利清谷而厥寒，厥阴寒热纷争，寒多则滑脱不尽，热多则里急后重。正如章虚谷所云："邪入阴则厥，出阳则热，阳升则利止，阴降则复利。"

邪入厥阴，入里最深，风火相煽，伤阴最速，阴液耗伤；邪入心包，神昏谵语，热极生风，九窍闭塞，形神俱败。故厥阴之死候也多，有下利厥不回者，有汗不止者，有厥利无脉者，有下利虚证见脉实，有阴脱、阳脱之候。

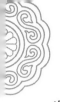

病虽有万种，不离六经。邪虽有特殊，不外乎气血。执方寸之规，可画天下之圆。

第八节　伤寒传之秘

一部《伤寒论》，开始于太阳，终点到厥阴。其传之秘是什么？

余之悟，少阳与厥阴，太阳与少阴，阳明与太阴，表里相传，虚实相传也。

若其人平素偏热，则可邪从阳化出现消渴，气上撞心，心中疼热，饥不欲食，食则吐蛔，并可见口糜、咽痛、喉痹、痈脓、便血等症，如高热，热深厥深，热多厥少，可用苦寒药；若其人素偏于寒则可邪从阴化，出现手足厥冷、脉微欲绝、腹冷、脏厥、下利不止、除中等阴证危候。此时不发热，厥多应回阳救逆，用四逆汤治疗，热多厥少当用大柴胡汤转枢外出。

治太阳发热要注意少阴，少阴病反发热应温肾阳，用附子、细辛。

太阳属表证见发热同时有脉浮、头项强、痛恶寒，少阴属里，症见脉微细、但欲寐、不发热。如风寒之邪侵及膀胱经，同时，又侵及少阴肾经或平素肾经里有寒者。此时肾阳受损，病人发热、脉不浮反而沉，在治疗上应表里兼顾，不能单独解表发汗，要温阳发汗，否则病人肾阳不足。单一解表发汗更伤阳气，使阳浮于外，亡阳而虚脱，故在解表药中加附子温固肾阳，加细辛助表又可温肾。《伤寒论》中也记载了"少阴病，始得之，反发热，脉沉者，麻黄附子细辛汤主之"的治法。总之，一要注意太阳表寒与少阴里寒的区别，二要注意腑与脏的区别，三要注意表实本虚，同时存在"少阴反发热"的治则。

治阳明发热要注意太阴，要注意与太阴湿热的区分。

阳明胃、太阴脾，脾胃同处腹中，互为表里。经脉维系，脏腑沟通，故在发病过程中常可互相影响，如皆可见腹部满痛的症状。然而，阳明主证是胃家实，痛是实痛，拒按、便秘，采用下法治疗，如承气汤。太阴主证腹满而吐，食不下，自利益甚，时腹自痛，若下之必胸下结硬，是有时痛，喜温喜按，以桂枝加芍药汤治疗。前者是实证，后者是虚证，故有"实则阳明，虚则太阴"的说法。

阳明发热，腹满有潮热、自汗不大便症状，太阴发热腹满，热可与湿同化，有皮肤发黄、烦躁、下痢秽腐之证，此为太阴湿热，两者应区分之。

阳明胃家实，大便难者，多用下法，但药性多寒凉或攻伐太强，要注意勿下之太过或用之不当而伤脾气，令人腹满不能食。《伤寒论》中曾论述："阳明病，潮热，大便微硬者，可与大承气汤，不硬者不可与之，若不大便，六七日恐有燥屎，欲知之法，少与小承气汤，汤入腹中转矢气者，此有燥屎也，乃可攻之，若不转矢气者……不可攻之，攻之必胀满不能食也……"总之，胃多实，脾多虚，胃多燥化，脾多湿化，治胃防伤脾，治脾应健胃。

第九节　合病、并病阐微

上海某公司老总，因噩梦频发伴焦虑两年余，曾找数位中医治疗，并无明显疗效，经朋友介绍求治于余。余诊其脉沉弦而滑，两尺弦紧，口时干，苔薄腻，辨证为少阳少阴合病夹痰热，故选用柴胡加龙骨牡蛎汤合四逆汤治疗。一周后诸症消失，继服一周，恢复如常。此案看似简单，从脉来分析，脉沉弦而滑，少阳郁热夹痰证，但同时见两尺弦紧，其暗藏少阴之虚，故为合病。仲景在《伤寒论》中描述，合病之概念即凡两经或三经同时发病者称为合病；并病则指伤寒一经证候未解，而另一经证候已见。

《伤寒论》中，重点突出三阴三阳辨证规律，而对合病、并病的专论并不多。余之理解，三阴三阳传变是一般规律，而合病、并病是伤寒的特殊规律。在三阳病中，由于邪气甚，故邪气容易深入，往往形成两经或三经同时发病。另外一种是阳气来复之时，邪气由阴出阳，所以我们不能单单把合病理解为阳经相合或阳经与阴经相合，这些皆是表之证。反之，三阴之合即为里证，如阳明少阳属表，而少阳阳明属里。其二，合病也可分为气病与血病，特别在少阳证中，少阳木火常常夹阳明胃热，常常热入血分，引起皮肤发斑，另外如热入血室证，寒热有作是气分，而血之结，则为血病。其三，合病分气亏与精亏，这个问题，古籍中无记载，乃余之临床所悟。如水饮与气相结之，桂枝去芍加麻附细证。少阴与太阳合病，当大气一转，其气乃散，气之根来源于肾精层面，所以治气者无效当求之于精。其四，合病之辨，既可以阴阳相合，也可表里相合，也可内外相合。其五，合病与并病区别，主要是时间与空间之别，合病是两经同时发病，而并病是一经之病后另外一经也发病。

余发现，在临床中特别是内科疑难病中肿瘤的治疗，合病屡见，我们要高度重视合病之论，以此为纲，可攻克疑难杂症。

余之《徐书专病特效方》中，对于合病的论述，如肝癌，从合病进行总结，如少阳太阴合病、少阳少阴合病、少阳阳明少阴合病等，在临证中取得非常好的疗效。现将从《伤寒论》中对于合病的理解与应用总结如下。

一、合病

（一）太阳病

在太阳病中，除典型本经症状如发热、恶寒、恶风、头痛、身痛以外，常常有以下几种合病。

1. 太阳阳明合病

太阳阳明合病，必下利，葛根汤主之。邪郁肌表，水寒之气不能从汗而解，内迫大肠而下利，病势偏于表，故以葛根汤发汗止泻，如果偏于里，则用葛根芩连汤。

太阳阳明合病，喘而胸满者，不可下，宜麻黄汤。喘而满，太阳表证也，麻黄汤解表发汗止喘。太阳阳明合病，口干，口渴，便赤，脉浮滑数，当以防风通圣丸。从太阳阳明合病中，有表者，当先解表，偏里者当先清里。

2. 太阳少阳合病

太阳少阳合病，自下利者，与黄芩汤。此条既有太阳表证又有少阳证，太阳少阳合病治在少阳，故用黄芩汤清里热。

太阳少阳合病，身热头痛，口苦，耳鸣，便干，脉细弦滑，当从少阳治之，以小柴胡汤合栀子豉汤。

3. 太阳太阴合病

太阳太阴合病，身热伴泄泻，脉沉缓者，当阳旦汤。

4. 太阳少阴合病

太阳少阴合病，其病机是少阴先虚，外邪内陷少阴，表现头痛，肩背疼痛，大便稀，小便清长，脉沉细，治以麻黄附子细辛汤。若出现重证，也称为夹阴伤寒，其核心病机为房事之后，少阴精亏，外邪直入，肾中虚阳上浮，诸病丛生。其表现为小腹疼痛，寒热交作，胃脘胀闷，咳逆不止，大便溏稀，夜不能寐，脉来虚滑，治疗当扶阳抑阴，潜阳归宅，以潜阳封髓丹治之。

（二）阳明病

在阳明证中，典型症状为渴，自汗，手足汗出，潮热，谵语，循衣摸床，狂乱。

1. 阳明少阳合病

阳明少阳合病，身热，口干，口苦，口渴，脉弦滑，予以大柴胡汤合白虎汤。

2. 阳明太阴合病

身体灼热，口渴唇燥，身体斑色隐隐，脉弦滑数，予以黄连解毒汤合升麻鳖甲汤。

3. 阳明少阴合病

阳明少阴合病，如潮热，唇焦，烦渴，大便秘结，脉细弦数，治以阳和汤加生石膏。临床中常见的急性痿证，可见上述症候，同时下肢瘫痪。余在临证中，采用温通奇督，清泄里热方法，以阳和汤大补精血，和阳通滞，石膏清解里热，寒热同用，虚实同调，可获佳效。

另外一种可见于糖尿病中的一种类型，其主要表现为口烦渴，饮水不解，伴腰酸便干，脉寸关弦滑，两尺弱，此种可直接用引火汤加石膏、黄连。重用熟地黄 120 克，填精化气而解渴。

（三）少阳证

少阳证中，典型症状为口苦、咽干、目眩、心烦喜呕、往来寒热、胸胁满痛。

1. 少阳阳明合病

少阳阳明合病与阳明少阳合病症状表现相似，但阳明少阳主表，少阳阳明主里。其病机为少阳相火夹胃火所致。

2. 少阳太阴合病

少阳太阴合病，既有少阳之郁热之表现如面红、目赤、口苦，又有少阳之邪内陷太阴之表现，如便稀、腹胀等，脉诊一般表现两关不调，治以柴胡桂枝干姜汤。

3. 少阳少阴合病

少阳少阴合病，一般可有两种情况：一是少阳木火灼伤少阴之水；

二是少阴先虚，少阳之邪内陷少阴。此种证候在肿瘤疾病中非常常见，患者既表现少阳郁热之候，口干、口苦、腹胀，舌苔黄厚腻，又表现腰酸、大便干结。故余总结出二方：一为小柴胡汤合四逆汤，重在固本，转枢邪热外出；二为小柴胡汤合引火汤填精化气，转枢外出。一个是气的层面，一个是精的层面。

4. 少阳厥阴合病

一位顽固性高热十余日的患者，住院治疗，找不到原因，请余会诊。因为高热，同时伴有四肢厥冷，口不干，大便稀，脉弦细数，余辨为厥阴病，予以当归四逆汤证加柴胡，三副。药后第二天，患者电话告知：无发热。其机理是少阳厥阴合病，少阳木火内陷厥阴，表里同病，故应用当归四逆汤时加柴胡从厥阴引邪由阴出阳，此有佳效。

5. 少阳阳明合病

伤寒呕多，虽阳明证，不可攻之。呕是少阳证的主证，又是阳明证的症候，不可攻，说明还是以少阳为主证。

（四）三阳合病

三阳合病，腹满身重，难以转侧，口不仁面垢，谵语遗尿，若自汗出，白虎汤主之。本条三阳，有太阳头痛恶寒，少阳之耳聋，阳明之邪热，但以阳明邪热独重，故治在阳明。

三阳三阴皆有合病，表里之辨，里外之辨。故在治疗上，根据其证候特点，以表重者，当先解表，以里重者，当先治里，三阳合病，一般治在少阳。

二、并病

而并病者，由里入深，由此而彼，病势使然。余所悟如下：

第一，凡伤寒久病，热不退者，皆并病使然，皆表邪之未解耳，只

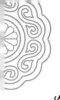

是表邪内陷的深度、程度在何经。需发汗法，包括麻黄法、桂枝汤、麻附细法，此为表与里之发汗法，表里通透而愈。

第二，凡并病在三阳者，自当解三阳之表，如邪在太阳者，当知为阳中之表，治宜轻清，邪在阳明者，当知为阳中之里，治宜厚重，邪在少阳者，当知为阳中之枢，治宜和解，此为解表之大法。

第三，病入三阴，本为在里。正如已故名师李子高所说：太阴为阴中之阳，治宜微温；少阴为阴中之枢，治宜半温，厥阴为阴中之阴，治宜大温，此阴证之治法也。

第四，病虽在阴，而兼有三阳之并病者，或其邪热已甚，则自宜清火或其表尚未解，当以透邪，解表即能和中也。若表邪不甚，而里证为急，又当先救其里，此为仲景之活法。

临床疾病变化万千，但六经辨证是精髓，以此为纲，或单以三阴、三阳来辨，或以合病辨之，或以并病辨之，万病不离阴阳，万病之辨在六经。

第十节　恶寒辨

仲景明示："发热恶寒者发于阳也，无热恶寒者发于阴也。"然太阳病，或发热，或未发热，必先恶寒，此为阳也，若初病即恶寒而蜷卧，脉沉细者，此为发于阴也。

然由于先天体质不同，伤于寒者，表现各不相同，有表寒、里寒，有表里皆寒，诸如里热表寒、表热里寒、真热假寒等。这些在临床中非常常见，我们应该准确把握其主要特点。

一、表寒

太阳之为病，脉浮，头项强痛而恶寒，这是太阳病的提纲，也是表寒的主要特点，麻黄汤治之。

二、里寒

外寒直中三阴，表现为下利清谷、四肢逆冷、脉微细、里寒等主要特点，四逆汤主之。

三、表里皆寒

少阴病，始得之，反发热，脉沉者，麻黄附子细辛汤主之。少阴先虚，伤寒表寒直中，故表里皆寒。

四、里热表寒

火郁于内，外受寒邪，表现恶寒，心烦，舌质偏红，脉沉躁，宜表里两解法，治以栀子豉汤合升降散。

五、表热里寒

少阴先虚，外感温热之气，此为本寒标热之候。更有甚者，里寒太甚，逼其无根之火，浮游于外，口渴异常，肌肤大热，但欲坐泥水之中，舌胖大，脉浮大沉取无力，通脉四逆汤主之。

恶寒者必恶风，身虽热而不欲去衣，此为恶寒之证，然治法各异，分清阴阳，在阳者发汗，在阴者温里。恶寒者，若见表里同病，当先解表后温里。若表邪未解，里阳虚甚，急当救里，正如《伤寒论》第92条所说："病发热头痛，脉反沉，若不差，身体疼痛，当急救其里，宜四逆汤。"

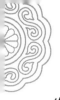

第十一节　恶风辨

《伤寒论》论风，有太阳中风、厥阴风动。恶风，见风则怯，居住于室内，门窗密闭，当无所恶；若门窗大开，则风邪流动，风随寒热二气而动。

伤寒中风有两证，一是汗出恶风，二是淅淅恶风。其中汗出恶风为伤风，治疗当解肌，不可再发汗；淅淅恶风者，风邪外袭，腠理已疏，风来乘之，直中肌肉，故恶风之证，是风邪所中。

风为六气之一，厥阴肝木主营血，血虚容易生风，营血不足之人，风邪容易乘虚而入，郁久容易化热为毒。所以古有"治风先治血，血行风自灭"之语。

伤寒首篇有风伤卫、寒伤营之证，故全身疼痛，卫气出于下焦，所以长期恶风者，可以从少阴论治，以二仙汤主之。

风温伴恶风者，不欲去衣，骨节烦疼，不得屈伸，汗出短气，小便不利或身微肿者，甘草附子汤主之。

第十二节　发热辨

《素问·阴阳应象大论》云："阳胜则阴病，阴胜则阳病。"阳胜为热，阴胜则寒也。寒热者，阴阳之所化也。阴不足，则阳乘之而变为热。阳不足，则阴乘之而变为寒。故寒极生热，热极生寒。

寒热当分表里，热在表者，为发热头痛；热在里者，胸满烦闷，或烦渴瘕结，喘急痰黄，或躁扰狂越。寒在表者，恶寒身痛，甚者四肢寒厥；寒在里者，呕吐恶心，心腹疼痛，畏寒喜热。

阳证似阴，阴证似阳。阴极似热，内寒外热，热极似寒，真热假寒。

《伤寒论》以寒邪入侵为主线，伤于寒者，必发热。其辨证以三阴三阳为主线，三阳皆有发热，如太阳病之发热、恶寒，以翕翕发热为主要特点，同时可伴有骨节疼痛，头项强痛，四肢倦怠，故以桂枝汤、麻黄汤、大小青龙汤，以表散太阳之热。而阳明病以蒸蒸发热为特点，一般表现高热，而且比较持久，故以大小承气汤，以荡阳明之热。而少阳发热以寒热往来、休作有时为特点，以表热未罢，邪气传里，可以从舌苔来判断，表证传里，舌苔尚白者，以小柴胡汤治疗，若舌苔变黄者，以大柴胡汤加石膏以清少阳之热。

三阴之中，太阴发热以手足心热，但必伴腹满而痛，厥阴发热，先厥而后热者，便脓血与咽中痛，黄芩汤、白头翁汤、桔梗汤主之。前厥者后发热，寒极生热，前热者后必厥，阳气内陷，厥深热深，厥微热微。

脉滑而厥者，里有热，白虎汤主之；呕而发热者，小柴胡汤；下利谵语者，小承气汤；发热咽喉不利，吐脓血者下利不止者，麻黄升麻汤主之。

少阴发热证甚多，以脉沉，伴下利、手足逆冷，治以四逆汤。假热者，水极似火，有虚体虚寒者，偶感外邪，而反发热，有酒色过度者受邪而发热，有气郁过度而发热者，有血瘀阻滞而发热者。假热之脉，必沉细急疾，或洪大无神，以寒在脏腑，热在皮肤，以通脉四逆汤破阴回阳，引火归原。

假寒者，火极似水。伤寒热甚，失于汗下，热伏于内，初起发热，渐之发厥，神志昏聩，热深厥深，热极而寒化，下利清水，脉滑数有力者，大承气汤，心烦潮热者，大柴胡汤，大汗口渴者，白虎汤。

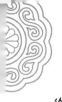

　　少阳与厥阴皆可发热，少阳发热多在下午，厥阴发热则发无定时。少阳与厥阴，一浅一深，互为表里，阳热不解传入厥阴而令人病危，可用当归四逆汤加柴胡引邪于少阳。厥阴病衰，转属少阳为欲愈，以柴胡汤合解之。厥阴热证，死证最多，多为病极期，可出现厥深热深，表现为手足厥冷、脉微欲绝、腹冷、脏厥、下利不止、除中等危候。

　　阳以阴为根，阴从阳为主。阳主阴从，真气守之。若肾气虚寒，逼其无根之火，浮于外而发热，治疗当导龙入海，引火归原，当用引火汤治之。凡大汗之后伤气，气损则阴火乘其土位，以补中益气汤治之。大下之后伤血，血伤则阴弱，阴弱阳偏盛，当以乌梅丸治之。

　　顽固性发热，多六经合病或并病，治之之法，当开少阴、少阳之门，又阴透阳法，治以四逆龙骨牡蛎汤合麻黄附子细辛汤、小柴胡汤合麻黄附子细辛汤、柴胡桂枝干姜汤合白虎汤合麻黄附子细辛汤。

　　余之所悟，顽固性发热皆与表邪未解有关，当合麻附细，得正汗透邪，邪气从里出表，则表里皆愈。六经皆可发热，脉诊是核心，寒、热是关键，打开两扇门，邪祛则正安。

【肿瘤发热案】

聂某，男，67 岁。2020 年 10 月 21 日初诊。

主诉：发热 5 天。

病史：患者因肺癌在北京中医药大学就诊，近 5 天来，无明显诱因出现发热，其发热特点为每天下午 4 点定时发热，一直出现至深夜，自服退烧药热退伴大汗，次日下午又发 39℃，患者家属非常着急，求治于余。

刻诊：口干、口渴，时苦，无神，乏力，大便 3 日未解，视其舌，舌淡暗苔白腻，脉左右两关不调，尺弱。

辨证：少阳阳明合并少阴。

方药：以柴胡桂枝干姜合白虎汤合四逆龙骨牡蛎汤加味。

柴胡 30 克，桂枝 10 克，干姜 10 克，天花粉 20 克，牡蛎 30 克，麻黄 3 克，制附片 20 克，苍术 10 克，姜半夏 10 克，生石膏 100 克，细辛 5 克，茯苓 30 克，当归 10 克，龙骨 30 克，生姜 10 克，红枣 10 个。3 副，水煎服。

后微信告之，患者服两副后体温正常，一直未反复。

按：肿瘤发热治疗起来非常麻烦，余根据其发热时间来使用经方，疗效显著。如上午发热常是阳虚引起，可用真武汤；下午发热常用小柴胡汤或柴胡桂枝干姜汤加味；夜晚发热常常见到虚阳外越，以白通汤加味。而对于顽固性发热，则常见二经、三经合病或并病。此例患者，因少阴先虚，邪气内陷少阳阳明，故以三方合用而取效。

第十三节　寒热错杂辨

寒热者，阴阳之两端也。《素问·阴阳应象大论》云："阳胜则阴病，阴胜则阳病。"阳胜则热，阴胜则寒。故辨寒热在临床中非常常见。寒证是指阴盛，其表现是一派寒象，热证是阳盛，其表现是一派热象。对于一般寒热的辨证，寒热已明，治则就比较简单。

一、辨真假寒热

《伤寒论》云："病人身大热，反欲得衣者，热在皮肤，寒在骨髓也；身大寒，反不欲得衣者，寒在皮肤，热在骨髓也。"仲景告诉我们，患者的喜恶是表象，不能决定寒与热，当透过现象看本质，识得庐山真面目。

真假寒热证在内伤病，特别是疑难杂症中比较常见。我们的辨证论治中"治热以寒，治寒以热"，这是常法。但在临证中，有些证候既像热证又像寒证，只靠脉象也难以把握，有的患者来时表现里真寒外假

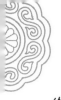

热，有的表现里真热外假寒，错之毫厘，差之万里之证，为寒水添冰，导致严重后果。比如余几年之前治疗过一个患者，症状为自利清水，摸之肌肤如冰，苔白脉细小。这是寒证还是热证？若单纯按局部症状来看，可能是寒证。但细查之，肌冷特点为上肢不过肘，下肢不过膝；脉虽细小但重按有力，苔虽薄白但有芒刺。从这些症状来定可定为实热证，治法当用表里双解，这就是真热假寒证，予以防风通圣丸治之。

假如此患者症候与上相反，出现肌表浮热，面如红妆，口燥齿浮，苔黑，脉急浮数，表面上可以定是热证。若仔细查看，患者肌肤重按无热，面色红中泛白，鼻冷足凉，口燥不欲饮，脉虽数但重按无力，舌苔虽黑但较润，可辨为假热真寒证，予以四逆汤、真武汤治之。

考：寒热真假，多见于少阴病。《素问·四气调神大论》云："逆冬气，则少阴不藏，肾气独沉。"少阴之脉，循咽喉络于舌根，故少阴病常常出现热化证。症候多为牙痛、口疮、面红如妆、头晕多见。判断的标准，看看是否有神，如眼睛无神，口唇青紫，目瞑蜷卧，声低息短，倦怠懒言，四肢逆冷，舌淡润，关键是脉，沉取无力，当以重剂四逆汤、白通汤破阴回阳治之。

而对于厥深热也深者，真寒假热或假热真寒者，只要根据脉诊的虚实，如脉见沉细疾者或大而无根、无神者，真寒也；若脉滑数有力，或洪数有力者，真热也。

临床中另外一类疾病，既有寒的特点，又有热的特点，或上热下寒，或下寒上热，或局部有热、全身寒象。仲景在《伤寒论》中给予两类典型经方：一为半夏泻心汤；二为乌梅丸、麻黄升麻汤。诸多医家把他们归于寒热错杂方，专门治疗寒热错杂证。

半夏泻心汤为中焦寒热错杂之代表方，其最常见的原因是表里同病。太阳寒水内结阳明与太阴，形成寒热错杂致心下痞证，表现为呕、利、痞三证。历代医家认为是寒热互结致痞，本质是上热下寒，也可称之胃热脾寒或胃热肠寒。其用方特点如下。

1. 辛开苦降法，干姜、半夏辛开，黄连、黄芩苦降，中焦痞满自开。

2. 理中法，理中汤去白术，因为痞满。

3. 温清攻补法，黄芩、黄连清太阳阳明之邪热，干姜、半夏、人参升脾阳化饮。

乌梅丸是厥阴寒热错杂之代表方。厥阴为三阴之尽，阴尽则阳生，而肝为藏血之脏，内藏相火，体阴而用阳。正常情况下，相火冲和，百病不生。伤寒太阳外邪内陷，阴盛阳衰，风火相煽，寒热错杂，阴阳相混。故寒热错杂证作为厥阴之主证。因厥阴一病，诸经皆病，故证候复杂多变，大致可以从寒证、热证来分，诸如当归四逆汤证、白虎汤证、小承气汤证、小柴胡汤证、四逆汤证。

厥阴病之特点为厥与热的进退，厥热相应，厥少热多，厥多热少。厥阴病提纲，消渴为膈上热，邪气上逆则气上撞心，心中疼热为热甚，不欲饮食，食必吐蛔是阴寒。厥阴之寒热错杂之证是脏腑本身功能所决定。其表现形式为上热下寒、上寒下热和局部热全身寒。

对于上热下寒的典型证候，我们不难理解。而对于局部热证，全身一派寒象，余认为，局部的"热证"是由整体的寒证所导致，因寒主凝滞、收引，可导致局部气郁、寒凝，气郁于里，日久郁则化热，气郁则血滞，故使局部出现红、肿、热、痛等证候。正如张石顽老所言："积阴之下，必有伏阳。"

诸如肿瘤，特别是晚期，全身畏寒肢冷，但肿瘤还在疯长。本质上，局部热证是导致肿瘤生长的重要因素，而全身的寒又是其发病的直接原因，遵治病旨，采用乌梅丸法论治，芩连清其热，附子、干姜散之寒，寒散则气调，气调则郁解、热散。

寒热错杂之证，上焦如大青龙汤证，中焦如柴胡桂枝干姜汤证，下

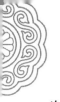
焦如乌梅丸证。

后世医家孙思邈，在《备急千金要方》中，独创寒热并用法，是对仲景之秘的进一步发展。其使用特点：①寒热错杂之病；②胃肠病；③神志病。代表方为大续命汤。

二、真寒假热案

陈某，男，36 岁。2020 年 7 月 22 日初诊。

主诉：高热 10 余日伴加重 3 天。

病史：患者 10 日前因过食西瓜、冰块后，初感恶寒，继发热面赤，体温 39.9℃。同时伴烦躁口干，渴喜热饮，遂去医院检查，医院诊断发热待查，予以退热之剂及输液治疗。3 天后不仅无效，反而病情加剧，故求治于余。

刻诊：体温 39.3℃，神疲，头昏，面色嫩红，口烦渴而不多饮，鼻冷足凉，舌淡红苔黄而润，脉浮大而滑，重按无力。

辨证：真寒假热证。

方药：真武汤加味。

炮附子 15 克，生姜 9 克，炒白术 9 克，炒白芍 9 克，茯苓 30 克，肉桂 3 克。3 副，水煎服。

二诊：服药后，体温降至 37.1℃，脉转缓，继续以原方巩固治疗。

按：真热假寒或真寒假热，皆属危候。医者当辨证准确，胆大心细，对症下药。此例患者与《伤寒论》第 82 条"太阳病，发汗，汗出不解，其人仍发热，心下悸，头眩，身瞤动，振振欲擗地者，真武汤主之"条文极其相似，证属水深火热证，即寒水越深，发热越重，故选用真武汤加味而取效。

第十四节　咽喉疼痛辨

《素问·阴阳别论》曰："一阴一阳结，谓之喉痹。"《伤寒论》对于咽痛条文有四条——"少阴病，二三日，咽痛者，可与甘草汤，不差者，与桔梗汤。""少阴病，咽中痛，半夏散及汤主之。""少阴病，下利，咽痛，胸满心烦者，猪肤汤主之。""少阴病，下利清谷，脉微欲绝，面赤咽痛，通脉四逆汤主之。"

仲景对于咽痛，定位在少阴，且是从热、寒、寒热相搏三个方面论治咽喉疼痛。因少阴之脉循喉咙，挟舌本，故有咽痛症。属热者，咽痛而不肿者与甘草汤。咽喉痛且肿者，桔梗甘草汤，散火止痛。不但肿痛，而且伴痰涎，且服用凉药加重者，可以用半夏干姜散。余一般不用散，而用汤剂效果确切。而咽喉疼痛生疮者伴不能言语，可用苦酒、半夏、鸡子白。李东垣善用苦酒煮鸡蛋治疗咽喉失言，主要取其酸收，而用半夏之意，少阴多虚寒，故取辛能发散，一散一收，收中有发，兼以理肺。半夏散及汤，以半夏、桂枝、甘草治疗咽喉疼痛之寒证，表现咽痛频发，痰涎多。声音嘶哑而用猪肤汤，是针对少阴虚火上灼而设，水亏火旺是其核心病机，症见咽痛、胸满、心烦、下利、舌绛、脉细弦数，以猪肤、白蜜、米粉清润滋养，治疗水亏火旺之证有佳效。仲景之言，示人以法，为医者，当活其法。

咽喉，为气道、谷道之通道，咽主地气，喉主天气，咽喉与少阳、少阴关系密切，少阳相火、少阴君火之脉皆络于咽喉。因咽喉与外界相通，故外感六淫、内伤七情、饮食所伤皆易伤于咽喉之道，故余总结外感咽痛，热多寒少，表现为又痛又肿，内伤咽痛，表现疼而不肿。

余从仲景的《伤寒论》中所悟，对于风热所致的咽喉肿痛，以桔

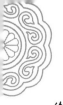

梗甘草汤加荆芥、防风、薄荷、僵蚕，疗效甚佳。对于咽喉红肿溃烂者，余效法猪肤汤，以养阴清肺法治疗，代表方养阴清肺汤，此方原载于《重楼玉钥》，是治疗白喉的要方，今日已少见。余治疗急性扁桃体肿大，有特效。方药为生地黄 30 克，玄参 24 克，麦冬 18 克，白芍 12 克，川贝母 12 克，牡丹皮 12 克，薄荷 6 克，生甘草 6 克。

近年来，随着抗生素的广泛应用，慢性咽炎、慢性扁桃体炎、腺样体肥大者特别多见。余根据六经辨证要点，从少阴、少阳来治疗。对于阴结者，余常用麻附细合桔梗甘草汤或仲景半夏散来治疗；对于阳结者以小柴胡汤加僵蚕、蝉蜕来治疗，遇咽喉红肿者加射干。近代喉科喜欢寒凉药，认为咽喉炎都是热证。临床遇见很多咽喉肿痛患者，因误用寒凉药致其肿痛非但不消，且极易化脓或转成慢性，反复发作而前来求治的病例。

分享余之经验，急性喉痹以寒证多见或寒包火，以辛温发散为佳，或少佐黄芩等有佳效。慢性者，遇寒会肿大疼痛，常伴舌淡，苔白，脉沉者从肾入手，以麻附细为主导，扶正托邪外出。偶见咽喉肿痛反复发作伴乏力，气短者，补中益气同样效佳。故治喉痹应首辨阴阳，其次虚实，再次寒热。有的放矢，必能速效也。

【师生问答】

学生问案：

"徐老师您好，我有个患者病例，麻烦老师您百忙之中能给予指导。

患者情况如下：女，34 岁，2 个月前因劳累，值夜班受凉后出现喑哑，咽喉肿痛，咽喉有异物感，有痰色白。既往有多年慢性咽炎，咽喉异物感及痰白。曾做过喉镜等检查未见异常。曾口服黄氏响声丸、金嗓开音丸未见缓解。2 天前于我处治疗，症见音哑，自觉咽喉有异物，咽喉肿痛，有痰色白。患者本人是西医医生，每与患者进行沟通时，由于紧张，喑哑加重。舌淡红，苔薄水滑，左脉沉弱，右脉寸略浮关尺沉细。咽喉无充血及肿大。以前听过徐老师您讲的治疗慢性音哑予麻黄附子细辛汤治疗。遂处方如下：麻黄 10 克，附子 10 克，细辛 3 克，厚朴 15 克，茯苓 15 克，生姜 12 克，紫苏叶 10 克，石菖蒲 10 克，牛蒡子 10 克，蝉蜕 6 克，桔梗 12 克，生甘草 10 克，半夏 10 克。

上方服 3 副后现患者自觉咽喉肿痛缓解，但喑哑、咽喉异物感仍在。我想问是我的药量有问题，还是处方有问题呢？是不是附子、细辛用量偏少？想听听老师您的意见。另外，因竹沥没有，这次调整处方可否用竹茹替代，希望老师您繁忙中给予帮助，谢谢老师。"

徐师讲解：

"古代将喑哑分金破不鸣和金实不鸣。金实不鸣常见于突发外感后，以外有寒邪，内有郁热为主要表现，突然引起声带水肿充血，声音沙哑，伴有口干口渴，舌红苔黄，右寸脉弦有力，方用麻杏石甘汤；金破不鸣，多见于演员、老师长期说话唱歌之人，肺阴已重伤，突然受寒肺气郁闭，形成太阳少阴合病，方用麻黄附子细辛汤。

治疗失音的专病专药，古代有验方叫除音散，功效为敛肺清咽，治疗肺损失音，主要有 3 味药——诃子、甘草、桔梗。我总结四味开音散，方药为石菖蒲、蝉蜕、竹沥水、牛蒡子。竹沥水就是竹子通过火烤后滴下的水，主治功效是化痰开音、开窍，但是目前少见。如果用竹茹代替时，可用于舌苔厚腻的病人，余常用鲜竹沥 2 支为药引，放入中药里一同煎煮。对于喑哑的治疗，我们应辨清寒热、虚实，同时结合专病专药方可取得良效。"

第十五节　瘀血阐微

瘀血证在我们临床中非常常见，内、外、妇、伤科中，瘀血证占有一定的比例，它的病理反应可以形成独立的症候群，作为诊断的关键。特别在疑难病中，比如顽固性失眠、抑郁症、肿瘤，一般的治疗方法看似辨证精准，但疗效平平，有时从瘀血入手，则可达柳暗花明又一村之境。

仲景在《伤寒论》中，以蓄血、恶血、死血等病理名称来阐释瘀血的特点，蓄血与瘀血形成机制基本一致，但瘀血在程度上或部位上有所不同。从仲景的条文中，体悟出仲景对于瘀血论述之精妙。

仲景在《伤寒论》太阳篇首提蓄血证，如《伤寒论》第 106 条："太阳病不解，热结膀胱，其人如狂，血自下，下者愈。其外不解者，尚不可攻，当先解其外，外解已但少腹急结者，乃可攻之，宜桃核承气汤。"第 124 条："太阳病六七日，表证仍在，脉微而沉，反不结胸，其人发狂者，以热在下焦，少腹当硬满，小便自利者，下血乃愈。所以然者，以太阳随经，瘀热在里故也，抵当汤主之。"第 125 条："太阳病，身黄，脉沉结，少腹硬，小便不利者，为无血也。小便自利，其人如狂者，血证谛也，抵当汤主之。"第 237 条："阳明证，其人善忘者，必有蓄血。所以然者，本有久瘀血，故令喜忘。屎虽硬，大便反易，其色必黑者，宜抵当汤下之。"这就是伤寒蓄血证的症候群。 在《金匮要略·惊悸吐衄下血胸满瘀血病脉证并治》篇，把瘀血证作为独立的病证单列出来，总结蓄血特点为：唇痿，舌青，口燥，但欲漱水不欲咽，无寒热，脉微大来迟，腹不满，其人言我病，为有瘀血。并阐释瘀血证的治疗方法，以寒热作为治疗瘀血的两个法门，寒用柏叶汤，热用泻心汤，为我们后学树立了典范。

蓄血证的成因，一是寒邪，一是表邪内传。如太阳邪热不解，由经入腑，热结膀胱，形成蓄血证。其表现为少腹急痛，甚者如狂。其核心病机是邪热与血相搏，结于下焦而成蓄血证，邪热上扰于心，表现其人如狂，此为蓄血之轻证。而重者表现为"太阳病六七日，表证仍在，脉微而沉，反不结胸，其人发狂者，以热在下焦，少腹当硬满，小便自利者，下血乃愈。所以然者，以太阳随经，瘀热在里故也。抵当汤主之。"另外，同一瘀血，桃核承气汤治疗瘀血将结，抵当汤治疗瘀血已结。

从仲景对蓄血的描述，余体悟蓄血证的特点主要有以下几个方面：

第一，邪热结于血分，部位在血分。

第二，蓄血的程度有轻重之别，轻者桃核承气汤，重者抵当汤。

第三，外邪往往与瘀血互结，比如寒与瘀，热入血室。

第四，蓄血与蓄水同时结于下焦，当细辨之。主要辨别点有二，一为小便利与不利；二为大便难与易。太阳蓄血，小便利，少腹硬满；太阳蓄水，漱水不欲咽，水入则吐，腹满，脐下悸，小便不利。阳明蓄血，大便溏而黑腻如渣，便不难；阳明热邪燥结，硬如灶土，大便色不黑。

第五，蓄血常常伴随神志症状，如狂、发狂、善忘。考《伤寒论》，热入血室和蓄血证，虽同为外邪入里，病属血分，但病机症状各有不同。热入血室因妇女感外邪，经水适来或适断，邪乘虚入里，则为热入血室。其症有胸胁满，如结胸状谵语者；寒热发作如疟者；有昼日明了，夜则谵语如见鬼状者。统观其症，重点表现在热入血分与肝经有关，故治疗用小柴胡汤或刺期门。蓄血证则为太阳病邪随经入腑，热与血结，症见小腹急结或硬满，小便自利，其人如狂或发狂。

第六，蓄血所结的部位可阴可阳，可上可下，可内可外。

第七，蓄血所结的程度有急结或硬满之别。

第八，治瘀血之法有三：

其一，表证时当先解表。

其二，邪热与瘀血互结当表里双解。

其三，瘀血重者当攻下祛瘀。瘀血为有形之邪，属实，治当下之。"下"之义有二：首先，对蓄血、久瘀，症情比较急者，当攻逐消瘀，如太阳蓄血，血热尚未结深，症见少腹拘急、神志如狂，用桃仁承气汤。其次，对于蓄血，病势缓慢，蓄血重证，血结已深，症见发狂，少

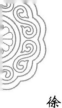

腹硬满，可用缓攻法如抵当丸、大黄牡丹皮汤、桂枝茯苓丸，及大黄䗪虫丸等。

第九，对于六经而言，太阳病往往伴有瘀血证，因寒邪郁闭、气血凝滞所致。其次是少阳、阳明，如仲景所言热入血室证，从仲景描述的症候来看，病位在少阳，故治疗妇人月经前后诸症，余常用小柴胡汤、桂枝汤合四物汤。另外厥阴病中也常常伴有蓄血证。厥阴者，肝血所化，内藏相火，阴尽阳生之脏，厥热胜复，厥之所生，肝血寒凝，相火妄动，寒热错杂，伤及肝血，瘀血丛生，故很多肿瘤晚期往往进入两个极端，厥阴火化或寒化与瘀血互结，病位之深，危机四伏。

第十六节　结胸辨

结胸证，结在何处？仁者见仁，有的认为是胸膈之上，有的人认为是胸膈之下，昔日俞根初老提出太阳主胸中，少阳主膈中，阳明主脘中之言，不绝于耳。余认为结胸不应拘于心下或胸上。其主要证候是痛，从胸到脘的范围广，程度重，伴有大便秘结，痛剧，按之实硬，脉沉紧有力，从症状上来看与阳明腑实证非常相似。近年来治疗多例胸腺癌的患者，出现胸闷、咳嗽、胸痛、咳痰、喘等证与结胸证极为相似，余从太阳入手，散胸中痰水，取效甚佳。今再从《伤寒论》结胸证入手，探讨其病因、病机以及用药方法，以期悟出治疗胸部结之大法。

一、结胸证的形成

《伤寒论》第7条曰："病有发热恶寒者，发于阳也。"此时当用麻黄汤、桂枝汤以散邪。130条曰："病发于阳，而反下之，热入因作结胸。"若误下以后，而成结胸证。伤寒见表证者，见有水气者，其脉浮，俱不可下之。阳明病，心下硬满，不可下，法当吐之；若下之，其寸脉浮，关尺沉，则成结胸证；若脉浮大，或有表证，当用小柴胡汤以解表；若见项强，心下满硬而痛，不按自痛，从心下至少腹，手不可触，头微汗，无大热，脉沉紧，以大陷胸汤下之。

二、结胸证的分类

结胸证为《伤寒论》仲景之独有，仲景把结胸证分为五种，即大结胸、小结胸、寒实结胸、热实结胸、水结胸。为何这么来分？一是因为结胸证证候重；二为容易出现死证；三为证候复杂多变。

（一）大结胸证

大结胸证，太阳病经误汗下后，有形之痰水夹热内结于胸，其人从心以下至少腹，硬满而痛，手不可触，头微汗，无大热，脉沉紧，以大陷胸汤下之。

大陷胸汤，由大黄六两、芒硝一升、甘遂一钱组成。功效为破癥瘕积聚，泻水散热。因邪热与水互结于胸膈或者脘腹，典型的脉沉而紧，舌偏红，苔微黄或者微黑。

本方以甘遂为君，破结散饮，配服芒硝、大黄以清热通腑，使水湿痰热从阳明谷道下泄来解。它与调胃承气汤只有一味甘草之差，硝、黄配甘草主要是解清阳明之燥热，而硝、黄配甘遂主要是攻逐胸胁心下之水湿热结。

（二）小结胸证

大结胸与小结胸是相对而言的。大结胸就是误下之后，热与饮邪，邪结至胸，其人从心下到少腹，饮满疼痛，手不可触，脉沉紧。而小结胸是痰热结于胸下，其脉浮滑，按之隐痛，以小陷胸汤主之。

（三）寒实结胸证

寒实结胸乃由于下后，寒气独结胸下，其证胸满作痛，多痰，不渴不烦，宜先以甘草干姜汤，不瘥，用枳实理中丸；体壮实者用三物白散温通之。

三物白散由桔梗三分、贝母三分、巴豆一分组成。古人治病之法，病在膈上，当顺通肺气，化痰，故用桔梗、贝母。在膈下，下之可使郁结之痰随大便而出，这个方子重点是巴豆，巴豆逐水消肿，有峻下之功，能祛除胸膈间顽痰，荡肠胃之闭塞。此方余之常用量，一般是贝母10克，桔梗10克，巴豆0.5克，与古代仲景的配方有区别。每次1～2克，一日一次，温开水送服。此方服后容易腹泻，出现腹泻者当饮冷水一碗。

过去，我们的先辈用三物白散治疗肺痈，余常用此方治疗小细胞癌，其胸闷、咳嗽、白黏痰的症状与寒实结胸非常相似。

（四）热实结胸

热实结胸乃由于伤寒六七日后，热邪自行传里，不因下后而成结，其证脉沉紧，心下痛，按之石硬，可予大陷胸汤；有寒热往来者，与大柴胡汤。

（五）水结胸

水结胸是由于水热结在胸中，其证无大热，但头微汗出，因水热兼重，不可峻攻，轻者主以小半夏加茯苓汤，重者方可以大陷胸汤加干姜逐水散寒。

总之，诸结胸证，皆邪结实多，必具可下之实象，方可应用，否则当在所禁。

三、结胸证禁忌证

结胸证，其脉浮大者，不可下，下之则死。因脉浮邪尚在外也，若伴寒热者，当用大柴胡汤攻下。结胸证，烦躁者死，因其人正气已虚故也。

四、结胸辨别

（一）结胸与脏结辨别

饮食如故，时时下利，寸脉浮，关脉细沉紧，名曰脏结，舌上苔滑者难治。此因胸中有寒，丹田有热，脏虚邪结，上下异向，故曰难治也。脏结无阳证，不寒热往来，其人反静，舌上苔滑者，不可攻之。因脏结属于脏虚，其证与结胸极相似，设不当，立可死亡，此医者必须加以审辨也。唯以今日之新医学眼光观之，诸结胸证，颇有似于近代之急性渗出性胸膜炎、急性胃炎、急性胆囊炎、急性胰腺炎等病，而其方药治法，每可借用。脏结则颇有似于近代之严重肝硬化、脾肿块类，至于脏虚邪结，已到攻补难施，莫可为力之晚期阶段。

（二）结胸与痞满辨别

痞满者也当与结胸分辨开来，痞满为太阳邪气内结，属虚实夹杂之证，而结胸为太阳邪气内结成实证，结胸之证，常常伴有胃家实也，故以陷胸理气法；而痞满之证多兼有太阴脾虚证，故以泻心理中法。

五、临床延伸

据余在临床中观察，胰腺肿瘤，早期表现是胰腺肿块，局部水肿、黄疸、疼痛。疼痛是其首发症状，轻者，心下即腰背部疼痛，重者从心下或者少腹硬满，痛不可忍，有头汗出或者烦躁不安，或伴黄疸，这些症状与大小结胸证极其相似。所以在急性胰腺癌的进展期可以间断使用大陷胸汤。如果出现寒热往来，一般选用大柴胡汤。对于胸腺癌的患者，以咳嗽、咳痰、胸痛为主要特点，可以参照结胸证治疗。

第十七节　渴之辨

渴者，里有热也或寒也，邪阻也可致。六经皆可致渴，但以三阳及厥阴多见。

热者，津液被热所耗，故令其渴。脉浮而渴，属太阳病，以小青龙汤去半夏加天花粉治之。

太阳病，无汗而渴，不可发汗，当以小柴胡汤治之；汗多而渴，竹叶石膏汤治之；先渴后呕，属水停心下，以茯苓饮治之；先呕后渴，为邪气欲解；口渴伴小便不利者，脉浮，五苓散主之。

阳明病，大渴大饮，舌上干燥者，白虎汤主之。伤寒，病传少阴，口燥咽干者，大承气汤主之。病传厥阴，为消渴，表现饮水多而小便少，为热能消水证，乌梅丸主之。

更有真寒假热，阴盛格阳之口大渴，当用甘温大补之剂，以白通汤或通脉四逆汤主之，热药当冷服。

第十八节　黄疸辨

《素问·六元正纪大论》曰："湿热相交，民多病瘅。"瘅者，单阳而无阴也。太阴脾土为湿热所蒸，则虽见于外，必发身黄。《金匮要略》

云："黄疸是湿热相蒸而成。"《伤寒论》云："伤寒，瘀血在里，身必发黄，麻黄连翘赤小豆汤。"

黄疸，以目黄、身黄、小便黄为特点。从经典中悟出，湿是黄疸的主要原因，其病机为湿从热化，湿从寒化，瘀热在里，胆热外溢。

一、诊断

余治疗黄疸多年，从阴阳辨治黄疸，总结为以下几个方面。

（一）从黄疸的颜色来判断

凡黄疸颜色鲜明者，阳黄，可治；颜色晦暗者，阴黄，难治。

（二）从口渴来判断

黄疸伴口渴者，是内热与外邪相合，是湿热胶结，阻碍津液往来之道而渴，其病难治；黄疸无渴者，是热从外宣，气机畅达，津液正常，可治。

（三）从呕与不呕来判断

黄疸病发于阴在里，往往气逆，其人必呕。发于阳，表邪盛，其人振寒发热。黄疸在表者可治，在里者难治。

（四）从小便利与不利来判断

小便不利，大便实者为阳，可治；小便自利，大便黑为蓄血，难治。

二、治疗

（一）汗法

黄疸初起，脉浮者，当以汗解，一般用麻黄连翘赤小豆汤或荆防败毒散。气虚者，桂枝加黄芪汤。

（二）下法

黄疸伴里热者，当用攻下来退黄，其症状表现心中懊恼或热痛，治以茵陈蒿汤、栀子大黄汤。热盛里实者，大黄硝石汤。

（三）利小便

诸病黄家，但利其小便，这是黄疸总的治疗方法，利小便可以排出湿热。代表方为茵陈五苓散。

（四）温法

黄疸寒化证，以肝郁日久，横逆克脾，脾虚不运，土不治水，病从寒化，表现神衰、面色㿠白、食少便溏、舌淡脉弱。代表方为茵陈术附汤。

治黄之法，首辨阴黄、阳黄，次辨在表在里，再辨在气在血，畅通三焦，目的在于给邪以出路，结合专病专药，可取速效。

（五）外治法

毛茛外用发泡治黄疸，民间验方多有记载，方法简单，特别是体质比较虚弱之人，更可以使用。

《本草拾遗》载："（毛茛）主恶疮痈肿疼痛未溃，捣叶敷之，不得入疮，令人肉烂。主疟，令病者取一握微碎，缚臂上。子和姜捣涂腹，破冷气。"

使用方法为取毛茛适量，捣敷患足三里处，20 分钟，使局部感有疼痛即取去，流出黄水者，黄疸必去。

三、黄疸案

林某，男，57 岁。2010 年 5 月初诊。

主诉：全身皮肤黄染 5 天。

现病史：患者平素体健，近 5 天来，自感周身酸楚，神疲乏力，胁部不适，食减，恶心欲吐，大便干结，小便黄如浓茶，昨日发现巩膜及全身黄染，色鲜如橘子，舌淡红，苔薄白，脉弦细。

肝功能检查：总胆红素 139μmol/L，直接胆红素 95.3μmol/L，间接胆红素 44μmol/L，谷丙转氨酶 137U/L，谷草转氨酶 79U/L，谷氨酰转肽酶 339U/L。

辨证：肝胆湿热。

治法：清利肝胆湿热。

方药：茵陈蒿汤加减。

茵陈 60 克，炒栀子 3 克，大黄 15 克，大青叶 30 克，板蓝根 15 克，猪苓 15 克，泽泻 10 克，桂枝 10 克，滑石 10 克，甘草 10 克，谷芽 30 克，溪黄草 30 克，鱼腥草 30 克。

以此方加减治疗 35 天，黄疸消失，实验室检查正常。

按：黄疸当辨阳证、阴证，阳黄者再辨热重于湿还是湿重于热。此例患者从脉舌难以判断是阳黄还是阴黄，但从小便如浓茶、大便干结断为阳明热盛之证。仿《伤寒论》"伤寒七八日，身黄如橘子色，小便不利，腹微满者，茵陈蒿汤主之"之意，以此方加味，取得很好的疗效。

第十九节　呕吐辨

呕者有声而有物，吐者有物而无声。无论何种原因，皆胃气上逆所

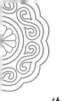

致。其主要病因病机为外邪犯胃，水饮停胃，误治伤胃，脾胃两虚。仲景的六经皆有呕吐，当辨证求因，以达实效。

一、三阳呕吐

（一）太阳呕吐

太阳呕吐，如麻黄汤方证，发热恶寒，体痛呕逆；桂枝汤方证必见鼻鸣而干呕；小青龙汤方证之干呕，或呕稀水，痰多与咳喘并见；十枣汤方证之干呕，必心下痞硬，呕而引胁作痛；葛根加半夏汤证之干呕，必伴发热，恶寒无汗。五苓散证为"渴欲饮水，水入即吐"，或兼有小便不利。

（二）阳明呕吐

阳明胃、大肠之气以降为顺，且阳明本燥标阳，故其呕吐多为实热，但多兼见痞满实痛，如柴胡加芒硝汤证、栀子生姜豉汤证。

（三）少阳呕吐

少阳为相火，其呕多为热证，必兼"口苦、咽干、目眩"或"往来寒热，胸胁苦满"等症；柴胡桂枝汤证之"微呕"，是太少兼病之呕，其症有"发热，微恶寒，支节烦疼"之太阳表证，又有"心下支结"之少阳证。

二、三阴呕吐

（一）太阴呕吐

太阴病所致的呕吐多属虚寒，必兼腹满、食不下、时腹自痛等症。

（二）少阴呕吐

因心肾虚衰，其呕吐必与下利并见，脉当微细，手足厥逆。真武汤证之呕吐，必见心下悸、身动、小便不利等；少阴热化之猪苓汤证，必有咳、利、烦、渴；呕而脉弱者，小便利，身热而见厥证者，四逆汤主之。

（三）厥阴呕吐

厥阴一阳生，故有阳化、阴化之别。乌梅丸证之呕吐系上热下寒证，呕吐则吐蛔；吴茱萸汤证之呕吐，则以干呕、吐涎沫兼头痛为特点；至若当归四逆加吴茱萸生姜汤证之"若其内有久寒者"，应有呕吐之症，但必手足厥冷、脉细欲绝。

此外，尚有竹叶石膏汤证之气逆欲吐，系为气阴两虚而设，因大热解后，津液受伤，余热未尽，则应兼舌红少津、脉数无力等。

寒邪直中，胃寒者，干呕，吐逆，吐涎沫，半夏干姜散主之。可同时伴有手足逆冷而不食，脉沉迟。

胃热者，食已即吐，大黄甘草汤主之。这种呕吐，常常伴有口干，口苦，苔黄，脉弦数，同时伴大便不通者。胃虚气逆，胃反呕吐，朝食暮吐，暮食朝吐，完谷不化，大半夏汤主之。

三、合病之呕吐

太阳少阳合病，自利而呕者，黄芩加半夏生姜汤主之。
太阳阳明自下利，若病利但呕者，葛根加半夏汤主之。

四、呕吐案

贺某，女，28 岁。2020 年 7 月 24 日初诊。
主诉：呕吐伴眩晕 1 天。

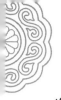

病史：患者素体肥腴，经常眩晕，定期发作，每发必住院。1天前无明显诱因突发呕吐，呕吐物为宿食夹杂痰涎，耳鸣目眩，如坐舟车，闭目不欲见人，舌苔白腻，脉细弦。

辨证：痰饮上泛。

方药：茯苓桂枝白术甘草汤。

茯苓 30 克，桂枝 10 克，白术 15 克，甘草 10 克。7 副，水煎服。

患者电话告之，药尽 3 副，呕吐消失，眩晕好转。药尽，诸症消失。

按:《伤寒论》云："心下有痰饮，胸胁支满，目眩，苓桂术甘汤主之。"此方补土制水，温阳化饮，故取效甚捷。

第二十节 小便辨

小便，是人体正常排出代谢物的一种现象。仲景在《伤寒论》中多次提到小便利或不利，很多临床医生皆问过我关于小便利与不利的问题。余从《伤寒论》出发，从六经来辨治小便，可以从小便不利、小便利、小便黄三个方面判断寒热虚实。

一、小便不利

仲景在《伤寒论》太阳篇首提小便不利，其原因在于邪气聚于下焦，水蓄膀胱。渴而伴小便不利，腹部胀痛，脉浮者，五苓散主之。脉沉者，猪苓汤主之。

太阳病，身黄脉沉，小腹硬，小便不利，断为无血证。阳明病但头汗出，身无汗，剂颈而还，小便不利，身必发黄，可用茵陈蒿汤。黄疸病，茵陈五苓散主之。少阴病，二三日不已，至四五日，腹痛小便不利，四肢沉重疼痛，自下利者，此为有水气。其人或咳，或小便利，或下利，或呕者，真武汤主之。《素问·天元纪大论》云："少阴之上，热气主之。"少阴上为君火，下为肾水。少阴热化之证，肾中之水，不能上济于心，水不化气，火性急迫，小便色黄；若少阴寒化太过，肾阳不能约束水液，气不化水，小便自利或小便色白。现代人，小便出现泡沫者众，其原因在于：锅中有水，火甚烧开，热气升腾而产生泡沫也。

二、小便自利

小便自利者，津液过甚也。太阳蓄血证，小腹急迫如狂，小便自利者，肾与膀胱不能约束水液所致，桃核承气汤主之。阳明病小便多，大便必硬也，当下之，这就是脾约证，胃中热，脾阴虚，脾不能为胃行其津液，只能下输膀胱而致小便数。太阴病，身当黄，其小便自利者，湿热内泄，故不能发黄。

三、小便黄

小便黄者，内热也，更深色，黄疸也，此为常。然小便黄为变证之候，临床颇多，其一中气不足，溲便为之变，其理为气虚不能通调水道也，故小便黄。肾精大虚而火甚，小便必黄，肾阳虚甚，逼阳下渗，小便必黄。临床中对于小便的辨证，当知常于变，辨证当细。

第二十一节　急下、温下辨

急下、温下，顾名思义，病势急迫，如不能及时截断，病情将有变之极，平常之病，可缓治。古人云："急则治标，缓则治本。"急之义就在此。

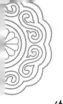

《伤寒论》核心思想是存津液，津液的存亡主要是热灼津液，这个热，一个在阳明，一个在少阴。

阳明病，腹胀、硬满、不大便，土胜水，当急下之。阳明属土，汗多热盛，恐伤胃液，当急下以存津液。腹满痛，土实肠实，故当急下之。阳明病见睛不明，肾水已竭，也当急下之，故阳明有三急下证，分别是调胃承气汤证、小承气汤证、大承气汤证。

少阴属肾，少阴热化，灼伤肾水，首先表现失眠，以黄连阿胶汤治之。病势进一步发展，出现口燥咽干而渴，热邪内灼，肾水将竭，故当急下之，以救将竭之水。少阴病，自利纯清水，心下硬满而痛，四肢逆冷，口燥而渴者，急下之，以大承气汤，故少阴有三急下证。

由此，余总结：攻邪就是扶正。这一学术思想，特别在肿瘤等疑难病中应用广泛，取效甚捷。

急温之，常见于少阴病。少阴寒化证中，内寒盛之急，阳气欲绝，急当破阴回阳，当急温之，膈上有寒饮，干呕清水，当用四逆汤急温之。

第二十二节　烦躁辨

烦，我们常常想到心烦，躁与动一般相结合。古人云："烦属心，躁属肾。"烦躁在《伤寒论》的多处均有出现，故在临床中当细心辨治，余常从寒、热、虚、实来辨烦躁。

一、太阳烦躁

太阳中风，脉浮紧，发热恶寒身疼痛，不汗出而烦躁者，大青龙汤主之。（表寒里热之烦躁，为外感风寒，内夹里热所致）

火逆下之，因烧针烦躁者，桂枝甘草龙骨牡蛎汤主之。（火逆伤心阳烦躁）

伤寒发汗已解，半日许复烦，脉浮数，可更发汗，宜桂枝汤。（表证烦躁，脏无他病）

二、阳明烦躁

服桂枝汤，大汗出后，大烦渴不解，脉洪大者，白虎加人参汤主之。（热证烦躁，多阳明经热，充斥三焦所致）

病人不大便五六日，绕脐痛，烦躁，发作有时者，此有燥屎，故使不大便也。（里实烦躁，多由燥屎内结、腑气不通、热扰神明所致）

三、阳虚烦躁

太阳病，下之后，复发汗，昼日烦躁不得眠，夜而安静，不呕，不渴，无表证，脉沉微，身无大热者，干姜附子汤主之。（阳旺于昼，阴旺于夜，白日体内之弱阳得天阳相助，能与阴邪相争，故见烦躁不得眠，夜则阴气主事，弱阳无力与争，故见安静）

四、少阴烦躁

少阴病，吐利，手足逆冷，烦躁欲死者，吴茱萸汤主之。（寒邪犯胃，浊阴上逆）

发汗，若下之，病仍不解，烦躁者，茯苓四逆汤主之。（阴阳俱虚，阳亡阴竭，寒盛水停。解：太阳误治转属少阴，少阴即心肾，心阳虚不能下交肾水，肾阳虚不能上济心火，上下阴阳隔离而发生烦躁，此时务必阴阳双补，水火交媾则烦躁自止）

五、烦躁死证

烦躁、恶寒、蜷卧、脉不出者死。

四逆恶寒而身蜷，脉不至，不烦而躁者死。

脉微沉细……自利复躁烦，不得卧寐者死。

吐利烦躁，四逆者死。

烦躁，共同的特点是热。烦为热之轻，躁为热之重。烦躁者，当辨其虚实，虚者烦躁多在少阴、厥阴，水火分离，阴阳易位，内寒外热，厥利戴阳，内厥而外热，临床当慎之慎之！

第二十三节　下利寒热辨

《素问·病机十九条》云："暴注下迫，皆属于热。""澄澈清冷，皆属于寒。"这是下利的总纲。然下利重者为热邪，属于肝；下清谷者为洞泄，属于脾。

仲景之六经皆有下利，三阳下利主要是协热，表现火性急迫，暴注下泻之候。

三阴下利主要是阴结、寒也，表现真阳衰微，暴寒直中。

三阳下利手足温，渴欲饮水，泻下黄赤，脉浮滑，以小柴胡汤加猪苓汤。

然以三阴下利为最。太阴之下利，以腹胀呕吐伴下利为主证；少阴下利，以热化寒化为主证，热化证主要表现热痢，寒化证表现水谷不化；而厥阴下利，表现寒热错杂，或厥阴虚寒之利，甚至出现寒热格拒之象。

三阳下利以发表清里为主，三阴下利以温中为大法。伤寒对于下利证，仲景从寒、热、虚、实，以及合病的角度论治。从病机上阐释下利的特点，针对治法，提出先表后里之常法或先里后表之变法。

至于合病下利，太阳阳明合病下利，脉浮，葛根汤主之；太阳少阳合病下利，脉弦，黄芩汤主之；少阳阳明合病下利，脉大而弦者，大柴胡汤主之。

从脉象来辨：脉沉弦者下重，脉大者为未止，脉微弱数者为欲自止，虽曰发热不死云云。

脉沉为里，弦为急，里急即下重之谓，沉弦脉主肝，然其实证者并不止肝。

从病情来判断：脉大者，是邪盛病进；脉微弱者，是正衰而邪亦衰，微弱中见数者，为阳气来复，是佳象。

仲景从下利辨生死：虽下利以发热为逆证，然得微弱脉中见数，乃是佳兆，故虽发热不死耳，《黄帝内经》言身热则死者，其脉必实大洪数，下利阴伤，见身热脉数者为孤阳，才主死。寒则生者，以寒为阴，阴证见阳脉，故主生。寒与热相对，然寒厥之下利，脉虽小，百无一活也。

《伤寒论》第 284 条曰："少阴病，咳而下利，谵语者，被火气劫故也，小便必难，以强责少阴汗也。"

《伤寒论》第 287 条曰："少阴病，脉紧。至七八日，自下利，脉暴微，手足反温，脉紧反去者，为欲解也，虽烦，下利必自愈。"

《伤寒论》第 288 条曰："少阴病，下利，若利自止，恶寒而蜷卧，手足温者可治。"

《伤寒论》第 297 条曰："少阴病，下利止而头眩，时时自冒者，死。"

《伤寒论》第 373 条曰："下利，欲饮水者，以有热故也，白头翁汤主之。"

读仲景之书当活用，方言有得。热利归少阴厥阴皆有，然少阴热利轻，厥阴利重，临床当细辨。

仲景《伤寒论》有五苓散之利，生姜泻心之利，皆无下重之语。再推葛根黄芩黄连汤，治太阳误下，下利不止。脉促表未解，喘而汗出者，并太阳少阳合病下利之黄芩汤等均属于热利，亦无"下重"二字。

而《伤寒论》下利清水色纯青——大承气汤证，与猪苓汤形同而少"不眠"，及"或利""或小便不利"，多二"或"字，是不同的。

后世医家活人师意，立人参败毒散一方是逆流挽舟，不使邪陷，而理甚明，用之合法。且人参败毒散为扶正祛邪之法，分量极轻，每服不过数钱疗效甚佳。今人变作汤剂，每剂10克，即使对症，效果不佳，其理在于用古人方当知古人之意。

痢之证，今之少矣，然非特异性结肠炎，表现脓血便，可以看作利证。余认为其核心病机为肺金不清，肝木郁遏，肝主疏泄，疏泄太过，则暴注里急，直泻而下。大肠乃肺金之腑，金性敛而不使泻出，则滞涩不得快利，发为后重，治宜开利肺气，使金性不收，则大肠通而不下重。

然肺与大肠相表里，虚寒致洞泄。洞泄者大肠洞开之意，虽曰肝主疏泄，实则肺失收敛之职，此理至明。

至于桃花汤治便脓血，混入洞泄，不无支离耳。

《伤寒论》第306条曰："少阴病，下利，便脓血者，桃花汤主之。"

《伤寒论》第307条曰："少阴病，二三日至四五日，腹痛，小便不利，下利不止，便脓血者，桃花汤主之。"

《金匮要略·呕吐哕下利病脉证治》有云："下利，便脓血者，桃花汤主之。"

第二十四节 四逆辨

逆者，四肢逆冷也。冷者，一为阳虚不能温养四肢，或传经，或直中；二为邪郁，阳气不能展布。

邪在表者，手足热；邪在半表半里者，手足温；邪入三阴，少阴表现冷，厥阴者四逆厥冷。邪气由热到厥，邪气传之于里。若初病便见厥冷，是邪直中也。

阳证之逆，可治以四逆散、大承气汤；阴证之逆，四逆汤、当归四逆汤治之。

若厥逆，恶寒，蜷卧，烦躁吐利，脉不至者，死候。

第二十五节　眩晕辨

眩者，风气之病也，头为诸阳之会，精气皆注于上。晕者，视物旋转。《灵枢·卫气》云："上虚则眩。"而仲景之伤寒，六经皆可导致眩晕，故眩晕当从寒热虚实来辨。

一、太阳眩晕

太阳病，先下而不愈，因复发汗，以此表里俱虚，其人因致冒，冒家汗出自愈，所以然者，汗出表和故也，里未和，然后复下之。（表里俱虚，清阳之气不能上达而致冒）

伤寒吐下后，发汗、虚烦，脉甚微，八九日心下痞硬，胁下痛，气上冲咽喉，眩冒，经脉动惕者，久而成痿。

二、少阳眩晕

少阳之为病，口苦、咽干、目眩也。

太阳少阳并病，心下硬，颈项强而眩者，当刺大椎、肺俞、肝俞，慎勿下之。

三、热邪上扰

阳明病，但头眩，不恶寒，故能食；若咳，其人必咽痛；若不咳者，咽不痛。

病人小便不利，大便乍难乍易，时有微热，喘冒不得卧者，有燥屎也，宜大承气汤。

四、水气内停

伤寒若吐、若下后，心下逆满，气上冲胸，起则头眩，脉沉紧，发汗则动经，身为振振摇者，茯苓桂枝白术甘草汤主之。

然外感六淫，胸中结滞，胃热郁滞，热甚神昏皆可以导致眩晕。眩晕者，虚者多见，虚在肺脾者，当补其上焦阳气，虚在肝肾者，当补其下，下焦精气也。

第二十六节　厥之辨

《伤寒论》第337条曰："凡厥者，阴阳气不相顺接，便为厥。厥者，手足逆冷者是也。"凡厥者，手足先见，病邪有深浅次第之，即微厥、厥寒、厥冷、厥逆、四逆也。

《素问·生气通天论》云："阳气者，若天与日，失其所则折寿而不彰。"在阴阳中，阳为主导，阴为用，故厥阴之变，或虚或实，莫不由阴阳二气所决定。

在伤寒六经中，以少阴、厥阴见厥证的非常多见，因少阴心、肾统水火之气，生理状态下水升火降，水火互济。若水火分离，阴阳易位，阳微则化寒，阴弱则化热，厥之成也。而在厥阴肝中，具有阳输阴布、发陈启新之用。经为阴尽，化为阳生，心阳布化，荣卫开阖，气血循环。厥阴为阴外阳内之经，其病多为升降而反常或血热而气寒，故厥证多。

从厥证病机以及表现来看，可分为寒厥、血厥、热厥、气厥、蛔厥等。

厥首分寒热，厥与热，阴阳相争也。其厥之变有厥多热少、厥少热多，有上厥下热、下厥上热，有内厥外热、外厥内热，有先厥而后热，有先热而后厥，有厥深热也深、厥微热也微。邪入阴则厥，出阳则热，出阳太过，其热不止则咽喉肿痛，热伤下焦则便脓血，故寒热胜复，阴阳消长。

寒厥多发于阳虚之人，或为误治失治，或为少阴寒化所致，病机以阳衰阴盛，阳不与阴相顺接，以扶阳抑阴为治疗大法。因寒邪有轻重之别，阳气有盛衰之候，故寒厥也有轻重之分。寒厥多见于少阴，以手足厥冷、无热身寒、口不渴、舌淡苔白、脉沉微为主证。

厥阴为三阴交尽，阴尽则阳生，且与少阳相表里，风木内寄相火，下连肾水，故厥阴本质是寒热错杂之脏，故分上热下寒，厥热胜复。《伤寒论》第331条曰："伤寒先厥，后发热而利者，必自止，见厥复利。"此条之意，阳衰则厥逆，阳复则发热，出阳则热，阳主升其利止，厥回则利。

一、少阴之厥

（一）少阴气厥

《伤寒论》第318条云："少阴病，四逆……四逆散主之。"从四逆来看，并不见虚寒，乃知阳郁而致四逆。少阴为阴枢，枢机不利，阳气不能外达而见厥证。故用四逆散和解之，以升阳解郁，阳气得升，旁达四肢，厥逆则愈。

（二）少阴病寒化证致厥

如《伤寒论》第 324 条所言："少阴病，饮食入口即吐，心中温温，欲吐复不能吐，始得之，手足寒……急温之，宜四逆汤。"

（三）少阴阴阳两虚致厥

《伤寒论》第 384 条曰："恶寒脉微而复利，利止亡血也，四逆加人参汤主之。"此条在寒化厥之基础上出现阴液受损之危候，此条对比四逆汤来说，证候更重。

（四）阳亡阴竭致厥

如《伤寒论》第 69 条所云："发汗，若下之，病仍不解，烦躁者，茯苓四逆汤主之。"此条发汗太过，又下之，外虚阳气，内亏阴液，太阳之底面是少阴，心阳亏虚不能下交肾水，肾阳虚水不能上济于心，阴阳分离故烦躁也。此方是四逆加人参汤再加茯苓组成。此为阴阳离决之危候，以烦躁惊悸，或厥逆吐利，舌红而干，脉微为主要证候。

（五）少阴虚阳外越致厥

《伤寒论》第 317 条曰："少阴病，下利清谷，里寒外热，手足厥逆，脉微欲绝，身反不恶寒，其人面赤色，或腹痛，或干呕，或咽痛，或利止，脉不出者，通脉四逆汤主之。"

此条下利清谷，手足厥逆，脉微欲绝，内有真寒之征象，而身反不恶寒，其人面色赤，是下焦阴寒太盛，真阳被格拒于外，是典型的真寒假热证。较四逆汤又更深一层，故加重干姜、附子，干姜由半两增至三两，附子大者一枚，取其大辛大热以破在内之阴寒，急回外越之阳气，名曰通脉四逆汤。

（六）戴阳证之寒厥

《伤寒论》第 315 条云："少阴病，下利，脉微者，与白通汤。利不止，厥逆无脉，干呕烦者，白通加猪胆汁汤主之，服汤脉暴出者死，微续者生。"此条阳虚寒盛，阳被阴抑，进一步发展，厥逆无脉，阴阳之气不相顺接，出现真寒在下，虚阳在上，阴阳离决之戴阳证。此时仲景治以逐阴回阳，宣通上下之白通汤。若出现虚阳离决之危候，当以白通汤加猪胆人尿汤，热因寒用，从阴引阳为治。

二、厥阴之厥

（一）血虚寒厥

《伤寒论》第 351 条曰："手足厥冷，脉细欲绝，当归四逆汤主之。"

第 352 条："其人内有久寒者，宜当归四逆加吴茱萸生姜汤主之。"本条因血虚寒郁，阳气不能外达而致手足厥寒。名为四逆而不用姜附，厥阴为刚脏，藏阴血而应肝木，内寄相火，故不用姜附以动其风火。

（二）蛔厥

蛔厥是指由蛔虫引起的厥逆。《伤寒论》第 326 条曰："厥阴之为病，消渴，气上撞心，心中疼热，饥而不欲食，食则吐蛔，下之，利不止。"蛔扰于肠，阴阳混乱，阳并于上则上热，阴并于下则下寒，故寒热错杂致蛔厥，故药以酸苦辛辣并用，寒热补益兼施之乌梅丸。

三、热厥

《伤寒论》第 350 条曰："伤寒，脉滑而厥者，里有热，白虎汤主之。"

厥阴阴证转阳，脉见滑为里热，热邪郁结在里，阳气被阻，不能达

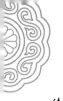

于四肢而成的厥逆，即所谓热深厥也深。

关于厥，临床常见的两个方证为四逆散与当归四逆汤。四逆散之厥证辨证要点：一，手足时冷时热；二，外证无寒热；三，脉多以弦脉为主脉。当归四逆汤之厥证辨证要点：一，典型脉弦细；二，手足逆冷，因疼痛、气候变化，呕吐而加重；三，无其他亡阳证候。

辨厥当辨寒热，明虚实，病位多在少阴、厥阴，死证多。故为医者，当察气之升降，血之流滞，神之得失。省舌脉，少阴之厥，脉当沉细而微，但厥而无汗；而厥阴之脉，脉当沉弦而微，但厥而微汗。厥热之争，阳回为顺，阳衰为逆，阴平阳秘为要旨。

第二十七节 热入血室辨

热入血室是古中医一个病名，《伤寒论》《金匮要略》皆有记载。如《伤寒论》第 143 条曰："妇人中风，发热恶寒，得之七八日，经水适来，热除而脉迟身凉，胸胁下满，如结胸状，谵语者，此为热入血室也。"

仲景多次提到血室，那么血室到底在哪儿？

妇人热入血室有二：一为经水适来；二为经水适断。此时是身体最虚之处，表邪乘机陷入血室。这二条皆是指妇人，与月经有关，血室应该指子宫。

第 144 条又曰："妇人中风，七八日续得寒热，发作有时，经水适断者，此为热入血室。其血必结，故使如疟状，发作有时，小柴胡汤主之。"邪陷血室，月经闭止，血热互结，三焦转枢不利，必寒热如疟，发作有时，以小柴胡汤转枢气机，扶正祛邪。

余查考之，血室男女皆有，冲脉为血海，冲脉得热则血妄行，在男子为下血、谵语。在女子为寒热如疟，此为热入血室。故余认为，血室在男子为冲脉，在女子为子宫。

热入血室主要有三种表现：一是热与血结则经断，二是热入血分则谵语，三是邪热迫血则下血。症状为寒热如疟，谵语，如见鬼状，经水适来，经水适断，非时下血，便血。脉的特点为脉乍涩、乍数、乍伏、乍沉。男子左手脉可见，女子则在右手脉。治疗为小柴胡汤，刺期门，随其实而泻之。

血室之辨证为便脓血。热之便血，一是热证，一是脓血，治以白头翁汤；阴寒之便血，一是阴寒证，一是脓血，治以桃花汤；厥阴寒热错杂用乌梅丸。

第二十八节　失眠辨

失眠又称"不得寐"，总的病机是阳甚。阳甚则热，热分实热、虚热两种，实者泻之，虚者补之。

昼为阳，夜为阴。晚上阴气盛，阳入阴者，目闭而卧安。若为阳热所扰，则终夜不得安宁，阳虚阴盛则昼夜不得眠，阴虚则阳与其夜争，故不得眠。

《伤寒论》中，六经皆可导致失眠。如：

"邪在表，汗出鼻干，不得眠"，可用葛根加石膏汤。

"若在阳明，胃有燥屎，大汗，胃干，不得眠，邪在里"，可用大承气汤。

"胃不和则卧不安，表邪误下入里，而成心下痞证"，可用半夏泻心汤和之以安神。

"若汗下后，虚烦不得眠"，治以栀子豉汤。

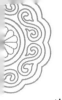

"渴而小便不利，心烦闷不得眠"，水气病，以猪苓汤治之。

"膀胱蓄血"导致营卫不和、气血瘀滞的失眠，桃核承气汤治之。

"汗出，脉弱，不得眠"，治以小建中汤。

"脉沉微，昼日烦躁不得眠，夜以安静，身无大热者，干姜附子汤主之。"

"少阴病，得之二三日以上，心中烦，不得卧，黄连阿胶汤主之。"

余之经验：不得眠分为入睡困难、睡眠表浅和早醒。入睡困难者，邪气甚者，气分以柴胡加龙骨牡蛎汤主之，血分以防己地黄汤、血府逐瘀汤主之，水分以猪苓汤主之；睡眠表浅者，乌梅丸主之；早醒者以金匮肾气丸主之。

【失眠案】

武某，男，79 岁。2020 年 8 月 12 日初诊。

主诉：失眠 3 月余。

病史：患者寐差多梦，入睡困难 3 月余，同时伴有足踝部水肿，手脚凉，腰膝酸软，口渴，时有咽痒，时有心悸，大便干，舌淡暗，舌体胖大，边有瘀点，苔薄白，脉浮弦紧。

辨证：心肾阳虚，水饮内停。

方药：防己地黄汤合猪苓汤加味。

防己 7 克，生地黄 30 克，防风 10 克，桂枝 10 克，人参 10 克，猪苓 15 克，茯苓 30 克，滑石 15 克，阿胶 15 克，酸枣仁 30 克，鸡血藤 30 克，首乌藤 30 克，延胡索 10 克。7 副，水煎服。

二诊：药后失眠及下肢肿胀效果明显，继用原方治疗 49 天，诸症消失。

按：失眠在临床非常常见，需要我们辨证精准，才可达到明显疗效。此例患者以寐差、小便不利、口渴、下肢水肿、心烦、腰膝酸软、脉浮弦紧为主要症状。结合《伤寒论》第 319 条"少阴病，下利六七日，咳而呕，渴，心烦不得眠者，猪苓汤主之"，第 223 条"若脉浮发热，渴欲饮水，小便不利者，猪苓汤主之"，《金匮要略·消渴小便利淋病脉证并治》"脉浮发热，渴欲饮水，小便不利者，猪苓汤主之"，以及《金匮要略·中风历节病脉证并治》载防己地黄汤"治病如狂状，妄行，独语不休，无寒热，其脉浮"，故选此二方合用。

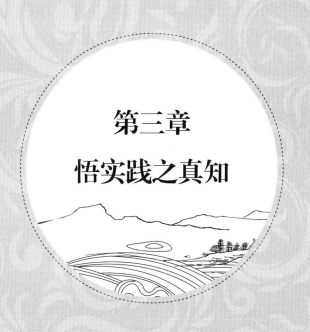

第三章

悟实践之真知

第一节　阴毒论——肿瘤之核心病机

《素问·六微旨大论》云："地气上升为云，天气下降为雨，云雨交替，化生万物，春夏秋冬，万物之荣也。"天地乃阴阳之道也。然六气常有太过与不及，天气下降，地气不升，阴雨绵绵，狂风乱作，遇寒即结为冰，在这种自然环境下，阴毒自然而生。自然之理，人之理也。毒是伤害、毒害之意，故阴毒包括寒毒、风毒、湿毒、瘀毒，形成的病理结果是热毒、瘀毒、痰毒，导致五脏功能失衡，最终堵塞六腑之孔窍，导致肿瘤发生。

一、悟经典

六淫之邪伤人，风为首。风为阳邪，循经彻骨，传变多端，易伤肺、肝、肾而成之；寒为阴邪，寒性肃杀，入客三阴，脏腑怫逆，为湿、为劳、为厥。

《素问·阴阳应象大论》云："冬伤于寒。"其意在于立冬之后，寒气最容易伤人。寒邪伤人的方式，有寒邪闭于表的，有寒邪直中经脉，有寒邪直中三阴之里。侵害的部位从皮毛、肌肉、筋骨，一直到骨髓，程度由表入里，由轻到重。寒邪伤表者，表现头痛，身痛，寒热无汗，脉浮紧，治以辛温，以麻黄汤治之，若寒邪闭阻经脉，表现项背强几几者，全身肌肉经痛，脉右寸浮大，以葛根汤治之。精亏、失血、伤津、久病之人，寒邪可进一步深入，变证蜂起，其表现有传经、两感、合病、并病、误治以及坏病等。若寒邪直中三阴，表现为突然疼痛，四肢逆冷，面青吐泻，口淡不渴，蜷卧不语。太阴寒中，脘中作痛，桂枝汤合良附丸；少阴寒中，二三日当发微汗，麻黄附子甘草汤；脐腹疼痛，真武汤加葫芦巴；少阴身痛，手足寒，脉沉者，附子汤；若下利脉微者，白通汤；厥阴下利，四肢疼痛，厥逆恶寒者用四逆汤；下利清谷，汗出而厥者，通脉四逆汤；厥阴寒中，少腹疼痛，当归四逆汤加吴茱萸。

厥阴风化颤动，少阴热化肿毒，阳明燥化干渴，太阳寒化浮肿，太阴湿化濡泄，少阳火化狂躁。

"冬不藏精，春必病温"这句话，仁者见仁。冬不藏精，肾虚内亏之辈，最虚之处，必是容邪久聚之处。冬伤于寒，其气入肾，其寒伤骨，即时发病，为伤寒，不及时发病者寒气伏于少阴而成寒毒。仲景的麻黄附子细辛汤是两感伤寒，也就是我们常说的太少两感证。这是伤寒的特殊类型，也是病情最复杂、死证最多的，其证候相当于西医学的肿瘤证候。

二、并病辨

（一）太阳少阴两感

表现：头痛，口干，烦满而渴。

（二）阳明太阴两感

表现：腹满，身热，不欲食，谵语。

（三）少阳厥阴两感

表现：耳聋，囊缩而厥，水浆不入，不知人，六日死。

在这些证候中，我们应该区分开孰轻孰重。比如太阳少阴两感，见头痛者为太阳，邪盛于表，见口干、口渴为少阴；邪盛于里，阳明太阴见身热谵语者以阳明之表，腹胀满，不欲食者，偏于太阴，里证也；少阳厥阴，见耳聋者少阳也，囊缩者，厥阴也。

在治法方面，仲景提出救表与救里。救里者四逆汤，救表者桂枝汤，这是表里同病的治疗纲领。在两感证中，太阳少阴两感，仲景予以麻黄附子细辛汤，而对于阳明太阴两感，下法小承气汤，仲景示之以法，给邪以出路。余之经验当以大柴胡汤，表里双解，以防邪气内陷。偏于太阴实证者，仲景给予桂枝加大黄汤既可以用桂枝解表，又可以用大黄泄下清热。少阳厥阴，当以小柴胡汤或乌梅丸治之，或以当归四逆汤加柴胡以引邪外出。

三、核心病机——阴毒论

仲景之伤寒，一是伤寒发热、恶寒；二是寒邪直中，无热恶寒；三是伤寒两感证。

（一）寒毒

寒毒可表现两个极端，即表现寒化、热化。一是寒化如冰，形成有形之积，即肿瘤；二是热化灼伤津液，造成肿瘤扩散，淋巴转移。正如《素问·阴阳应象大论》所言："阳化气，阴成形。"阳动则化气，阴静则成凝，余认为这是寒毒的最早提法。

盛世多寒，乱世多热，当今之人，冬不受寒，夏日毛孔张开，空调满布，寒邪深入，故肿瘤之病特多，特别是腺癌。其病理机制是寒与痰夹杂，余提出寒毒是腺癌的主要病机，它既是病因又是病机。

寒毒的病因有三点：①肾气本虚；②房事过度；③饮食生冷。一旦受寒，寒毒内伏，又如，夏日炎炎，毛孔大开，空调冷气，长驱直入，寒毒进一步内伏，一层一层埋伏在体内。当再受外寒之后，外寒引动内寒，从而形成内外皆寒，阳气不守，遂发寒毒之证。正如《灵枢·百病始生》所言："积之始生，得寒乃生，厥乃成积。"

寒毒则气郁，气郁则痰凝，六输不通，阴血凝聚，积之已成矣。其临床表现为体内结块，伴四肢逆冷，身重，眼睛疼痛，额头汗，背冷，或烦躁、渴，或发热、精神恍惚、如有所失，脉沉细数疾。

寒毒者同时可伴手足指甲青紫，轻者可用四逆汤、当归四逆汤。寒毒常常与痰饮结合，从而形成寒瘤，治疗上当温阳化痰祛寒毒，重者三生饮。寒毒热化，堵塞孔窍，腐败成脓者，当以龙胆泻肝丸、青黛丸以泄之、截之。

（二）风毒

肿瘤广泛转移，余认为与风邪关系非常密切，风之形成，有的来自外风，也称邪风，有的发自于内。仲景之厥阴病，寒热错杂是其主证，寒热对流极易产生内风。其性可内可外，可上可下，可左可右，风善行而数变，风不仅易从五窍侵入，而且深入五脏。仲景提出奔豚病就是明示，奔豚属于五积之一，属肾之积。其表现为发作性的下腹气上冲胸，直达咽喉，腹部绞痛，胸闷气急，头昏目眩，心悸易凉，烦躁不安等。这个风，非自然之和风，乃非时之风、旋转之风、逆行之风，可以从肾上冲之脑，无所不至，无所不能。邪风激荡水邪，攻击五脏六腑，正如古人张隐庵所云："奔豚者乃水气上奔。"又云："奔豚者乃肾水之邪如豚奔突而犯心也。"这个论述与晚期肿瘤因冷气攻心，上冲大脑致死的症状极为相似。仲景提出的风引汤，其为治风之总纲，其要是用矿石之品，填之、镇之，使内外风不能相互勾结，狼狈为奸，又可使风毒从大小便而出。

余之经验，硼砂，《神农本草经》中载："味甘微咸、气凉。主上焦痰热喉痹，破癥结、除噎膈、消障翳、散瘀血阴溃。能疗骨鲠、恶疮及口齿诸病。能去胸膈上焦肺分之痰热。其性能柔五金而去垢腻，故噎膈、积聚、骨鲠、结核、恶肉、阴疮、眼目障翳用之者，取其去垢也。"此药能分解癌细胞，内服外用均可。

朴硝，《本草述钩元》中载："除邪气，治百病，逐五脏积聚、结痼留癖，久热胃闭。疗腹热胀，并大小便不通。破五淋，及留血闭绝，痰实结搏，通经脉，推陈致新，利女子月水。治时疾壅热头痛。下瘀，黄疸病。"此药有分解癌细胞的功用，可内服亦可外敷，作泻剂时须泡服。古方治诸结石也用之。金石类药物甚多，其用在于可以分解癌细胞并促进其坏死，临床者当重用之。

（三）湿毒

水者，人体之津液也，阳气之所化。水性润下，故下焦水气病甚多。

《素问·灵兰秘典论》云："三焦者，决渎之官，水道出焉。"三焦通水道，化阴出阳，开通闭塞。若命门火衰，膀胱气化不利，土不制水，心阳不振皆可导致三焦功能失常，水蓄为病，从而导致湿毒的发生。

水遇热成痰，遇寒成饮，邪风逆乱，升降失常，水液不循常道，以致消渴、心悸、咳喘、头晕、奔豚、大便不通、小便癃闭、水气四溢、身面浮肿、腹胀如鼓等。

《伤寒论》中水漫高原为十枣汤证，水停中焦为苓桂术甘汤证，水蓄下焦为五苓散、猪苓汤证等。

肿瘤的形成，不外内、外二因。上述风毒、寒毒、湿毒皆外所因，而虚劳为内所因。仲景在《金匮要略·血痹虚劳脉证并治》中提出："脉大为劳，脉极虚亦为劳。"虚劳有阴阳两组倾向，阴损及阳，阳病及阴，阴虚而阳气外浮，脉浮大无力。阴阳气血不足，阳气衰惫，脉软而无力可同时存在又可交替出现。阳气衰当温补，虚阳外浮当温潜。

各种病因交织下，痰、毒、瘀互结，形成肿瘤。晚期导致体内壅滞不通，在呼吸道，则出现呼吸困难、胸腔积液、咳嗽不止、频吐白痰；在消化道，则出现梗阻、溃疡、腹胀、疼痛；在泌尿系统，则不通，腹胀如鼓、面肢浮肿；在神经系统，则出现意识障碍、失眠、头痛眩晕、脑水肿。

四、治疗方法

（一）破阴回阳法

从三阴入手，复气化，重点在太阴、少阴、厥阴。这三脏常常产生内湿、内寒、内饮、内风，故振奋脾肾之阳尤为重要。

（二）温托透法

一转邪外出，一是振奋心肾之阳，其次转移之六腑者，皆采用一个通字，让癌毒从通道排出。

（三）保胃气法

肾为胃之关也，治胃者必治肾，托底当大量熟地黄来填精化气，附子小量，蒸腾气化，少火生气，五子衍中，生命之新生种子发芽，重塑人体免疫。

总之，治疗肿瘤，治本之法在于少阴肾，治表之法在于太阳，机转在于少阳，人体细胞需要拨云见雾，重见天日，太阳升起，阳光灿烂，阴霾自散，开阖枢如常。

五、肺癌案

罗某，女，66岁。2019年8月23日初诊。

主诉：肺癌术后胸闷伴咳嗽20余天。

病史：患者在江阴人民医院行CT检查显示左下肺占位，考虑恶性肿瘤可能。住院行左下肺叶切除术，术中诊断为左下肺腺癌。建议放、化疗治疗，因患者担心化疗毒副作用而求治于中医。现胸闷伴咳嗽20余天，经输液治疗，无明显效果。

刻诊：干咳，口干，胸闷，大便干结，舌尖红苔白腻，脉寸关脉偏大尺弱。

辨证：少阴虚阳上浮。

方药：以引火汤合封髓潜阳丹加味。

海浮石 15 克，半夏 15 克，附子 10 克，生地黄 15 克，熟地黄 60 克，天冬 15 克，麦冬 15 克，炮姜 10 克，巴戟天 15 克，山慈菇 5 克，菟丝子 20 克，枸杞子 20 克，女贞子 20 克，五味子 10 克，砂仁 10 克，龟甲 10 克，黄柏 6 克，甘草 10 克。水煎服。

以此方加减治疗至 12 月 27 日，诸症消失，复查 CT 检查无明显异常。继续以原方加减治疗。其中加减的方药有蜂房、蜈蚣、生南星、商陆、蛇六谷、白花蛇舌草、海藻、昆布等。

至今，一直间断服药，病情平稳。

第二节　三焦是肿瘤转移的病理基础

三焦辨证，来源于清代温病大家吴鞠通的《温病条辨》。他提出，治上焦如羽，非轻不举；治中焦如衡，非平不安；治下焦如权，非重不沉。历代医家对三焦皆有所发挥，余临床三十年来，特别是在肿瘤的治疗中，透过三焦，抓住本质，屡获佳效，故总结如下。

一、经典所阐发

三焦之名，最早载于《黄帝内经》。唐代王冰次注《素问》时说："凡气因为火变则为焦。"《难经·三十八难》载："主诸气，有名而无形。"《素问·灵兰秘典论》载："膀胱者，州都之官，津液藏焉，气化则能出矣。"

仲景《伤寒论》以六经辨证为纲，但在太阳篇、阳明篇、少阴篇中多次提到三焦。如太阳篇："妇人伤寒，发热，经水适来，昼日明了，暮则谵语，如见鬼状者，此为热入血室，无犯胃气及上二，必自愈。""伤寒服汤药，下利不止，心下痞硬，泻心汤已，复以他药下之。利不止。医以理中与之，利益甚；理中者，理中焦，此利在下焦，赤石脂禹余粮主之。复利不止者，当利其小便。"在阳明篇中有："食谷欲呕，属阳明也，吴茱萸汤主之。得汤反剧者，属上焦也。"在少阴篇，则有："少阴病。欲吐不吐，心烦，但欲寐。五六日自利而渴者，属少阴也，虚故引水自救。若小便色白者，少阴病形悉具。小便白者，以下焦虚，有寒，不能制水，故令色白也。"

《金匮要略·五脏风寒积聚脉证并治》载："师曰：热在上焦者，因咳为肺痿，热在中焦者，则为坚，热在下焦者，则尿血，亦令淋秘不通。"又有"问曰：三焦竭部，上焦竭善噫，何谓也？师曰：上焦受中焦之气未和，不能消谷，故能噫耳。下焦竭，则遗溺失便，其气不和，不能自禁制，不须治，久则愈。"故仲景对三焦的认识可总结为上焦为心肺，中焦为脾胃，下焦为肝肾。

二、三焦之功能

三焦者，为一大腑，有名、有质，各有专司，卫、气、营、血，贯之其中。三焦者，水谷之道路，气之所终也，它可宣上导下，安内攘外。三焦通，上下、左右、内外皆通也。

《素问·营卫生会》："上焦如雾，中焦如沤，下焦如渎。"这三句，既是对三焦功能的阐释，又是对三焦治法的高度概括。对于上焦而言，主纳而不出，如雾露之溉，为卫气之所出，温分肉，肥腠理而养骨节。上焦开发，宣五谷味，熏肤、泽毛，如雾露，谓之气，为呼吸之气，实则鼻塞，虚则喘息。故上焦不通，腠理闭，玄府不通，卫气郁而发热。叶天士云：上脘不行，下焦不通。

中焦者，脾胃之所，不上不下，如沤之状。营气之所出，变化为赤为血。

下焦如渎，水道之官，水下流于膀胱，主要是气与尿，如气不化则尿不行而成水胀之病。

由此可以推出，三焦的主要作用有五：

（1）三焦主全身之水道。

（2）三焦者，上、中、下三焦之气，少阳所主，故少阳主三焦。

（3）三焦为原气之别使，是三焦气化之根本。

（4）三焦主谷道通畅。

（5）三焦主气化。

君火以明，三焦相火以位，主脏开阖有度，气化以生，精气神。

三焦之腑，虽无形，但有所出所归之部，其作用彻上彻下，彻外彻内，贯通一气，主气道、水道、谷道。

三、三焦之舌

舌在温病治疗中非常重视，余之恩师李士懋先生特别强调三焦之舌。三焦之病，病在火盛、火衰。火衰者，被寒所伤，舌苔白而滑象，火甚者，火热相搏，舌苔黄腻，诸如达原饮证。

三焦之发挥，在温病诊断与治疗中得到光大，其中以吴鞠通为主要代表，吴氏论温病以三焦立纲，与伤寒六经辨证相似，并提出温邪上受，首先犯肺，逆传心包。突出热邪从三焦辨证，上受属上焦，温邪犯肺是病机，由此向中下焦侵入。伤寒六经辨证由表入里，由浅入深，须横看。三焦辨证，由上及下，须竖看，一纵一横之辨可为万病之法，祛万千之病。

四、余之三焦心法

三焦理论既可作为辨证方法，又可作为治疗原则，余在临床中广用、善用。

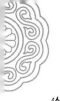

三焦的病，病在卫、气、营、血。而卫、气、营、血，非温病之专属，而是外感与内伤的共同产物。

第一，上焦不通，下焦不行。

上焦心肺也，外邪入侵，首选犯肺，肺气闭阻，肺气不降，清气不升，肺气不降，胃气不降，由此产生很多病证，如头晕、头蒙、嗳气、胃酸、腹胀等。此时的治疗当宣通上焦，开肺气法，用麻杏苡甘汤、越婢汤等。

第二，三焦之要，治在中焦。

凡三焦之病不论虚实，其治皆可从中焦论治。其一，是气能化水，主要是肺胃，水能化气，主要是肝脾，气降则生水，水升则化气。其二，中气论。古人云："斩蛇者，击其首则尾应，击其尾则首应，击其中则首尾皆应。"人身之元气主于肺而根于肾，肾元亏损，当以脾胃之气以充之。仲景之小建中汤，治虚劳，诸虚百损之证，以示范例。古人云："上损下损，过中不治，即为此义。"肿瘤晚期，万病不治，求治于脾胃，纳谷者昌，百病皆然，取其甘温调中，缓图之计，吾辈当启悟也。

第三，湿温病当宣上启下，三焦同治。

《温病条辨》治疗湿温初起三仁汤，表现舌红，苔白腻，身热不扬。其病机为湿热交阻，中焦气机不畅。

三仁汤中取杏仁宣通肺气，气行则湿化；白蔻仁芳香化湿，行气宽中，畅中焦之脾气；薏苡仁甘淡性寒，渗湿利水而健脾，使湿热从下焦而去。三仁合用，三焦分消。滑石、通草、竹叶甘寒淡渗，加强君药利湿清热之功。半夏、厚朴行气化湿，散结除满，是为佐药，使之前后分消。

三仁汤宣上、畅中、导下，使湿去热孤，热亦随宣发而解，中焦气机得畅，湿热得化，主要是气分之病。

而《伤寒论》厥阴病之乌梅丸，余之体会，是病在血分，湿热相混，弥漫三焦之主方。

第四，小柴胡汤是治疗三焦阳证之主方。

《伤寒论》第 230 条曰："阳明病胁下硬满，不大便而呕，舌上白苔者，可与小柴胡汤，上焦得通，津液得下，胃气因和，身濈然汗出而解。"仲景之明训，少阳主三焦，故小柴胡汤系三焦之主方。

仲景在少阳证的或然证中，列举了咳、渴、腹中痛、小便不利等三焦症候。少阳受邪之后，可使上中下三焦气机不利，从少阳入手，可通表里内外，外可从太阳而开，内可从阳明之阖。故用小柴胡汤效果佳。

第五，三焦气化失常是肿瘤的病理基础。

三焦气化失常，常常导致气、血、津、液当升不升，当降不降。卫、气、营、血的异常，常常导致外邪的侵入，与内生五邪——内风、内湿、内热、内火、内寒相互勾结，耗伤正气，从而产生肿瘤生长之环境。肿瘤的转移，一般依赖血液及淋巴循环，三焦主淋巴腺，故肿瘤的转移从三焦论治。

第六，治疗上，当遵循"上焦如羽，中焦如沤，下焦如渎"的思想。

孟河医派的用药特点，以小量取效果，有四两拨千斤之效。量小，主要是拨动气机。《素问·阴阳应象大论》云："善治者，治皮毛。"皮毛者，营卫之气会聚之处，五脏之精气在皮毛出皆有其孔，故小量、质轻之品，可启上开窍之用。

中焦是脾胃之所，为气机升降出入之纽。在选方用药上，用药量不宜过重；其次是用药选择上，当选用灵动流通之品，以达到升降之效。

下焦是肝肾之所，蒸腾气化之处，治之当一个"填"字，必用厚味、重镇沉降之品才能抵达病所。故用量宜重，另外多选用血肉有情之品，以填补肾精。

这些原则，对于疾病的治疗用药均有重要的指导意义。

明末清初的医家喻嘉言在《尚论篇》中提出"上焦如雾，升而逐之，兼以解毒；中焦如沤，疏而逐之，兼以解毒；下焦如渎，决而逐之，兼以解毒"，可谓深谙温病治法，是治疗杂气温病的一大法门，当细品之。

五、临证发挥

由三焦所悟，余治疗肿瘤常用两个大法：一为宣上畅中启下法；二为补上启下法。

（一）宣上畅中启下法治疗前列腺癌引起的癃闭案

王某，男，72 岁。2020 年 3 月 29 日初诊。

主诉：小便点滴不通 2 天。

病史：患者有前列腺肥大病史 10 年余，近 1 年来小便经常淋沥涩痛，在多家医院诊断前列腺癌，建议手术切除，患者拒之。近 2 日来无明显诱因，突然出现小便点滴不畅，继之小便不通，小腹胀急同时伴口疮，面红，大便干结，舌边尖红绛，苔黄腻，脉尺濡数。

诊断：癃闭。

辨证：阴亏热结，膀胱失约。

方药：以滋肾通关丸加味。

黄柏 30 克，知母 30 克，肉桂 6 克，蝉蜕 10 克，桔梗 10 克，杏仁 10 克，白蔻仁 10 克，当归 15 克，刘寄奴 30 克，桃仁 10 克，牡丹皮 20 克，肉苁蓉 60 克。7 副，水煎服。

二诊患者服 1 副药后即排尿约 400mL，证情明显好转。前方加生地黄 30 克，再进 7 副。

三诊：药后已无不适，改当归贝母苦参散以善后。

按：癃闭一证，责其小腹胀急之证，膀胱气化失常，气之不化，其因多端，治疗有异，故用宣上畅中启下法以滋肾通关丸启下，桔梗、蝉蜕、白蔻仁，宣上畅中，育阴化气，壮水制阳以化之，故取效甚捷。

（二）补上启下法治疗肝癌腹水

杨某，男，53岁。2020年5月23日初诊。

主诉：腹部胀满3月余。

病史：患者患慢性肝炎12年，经常饮酒，近3月来，突然感腹胀，胁下硬满，乏力，小便量少，随即去无锡某医院检查，诊断为肝癌伴腹水。经住院治疗，效果不佳，遂求治于余。

刻诊：面色萎黄，神疲乏力，胁下硬满，腹胀如故，小便短少，大便不畅，下肢轻度水肿，舌苔白腻，脉沉细。

诊断：鼓胀。

辨证：肝肾阳虚，水泛无制，清浊相混。

治法：予以补上启下法，以开其塞。

方药：当归10克，黄芪30克，党参20克，白术100克，茯苓60克，白芍10克，附子10克，干姜5克，沉香5克，乌药10克，肉桂3克，牛膝9克，车前子15克，防己10克，炙商陆10克。

以此方加味治疗35副，腹胀消失，继以抗癌软坚散结方善后。

按：癌性腹水者，治疗最难，中气之败是关键。肺主气，肾主水，人身中半以上为阳，是为气分；中半以下为阴，是为水分。气降则生水，水升则化气，气水循环，究其转运之枢，全在中气。中气一败，则气不化水，而抑郁于下，是谓气鼓；水不化气，而泛滥于上，是为水胀。水为标，虚为本。虚者，肺、肝、脾、肾俱虚，三焦决渎无权，水液内聚成鼓。在治疗中，当补大气以旋转气机，化气行水，故以补上启下法治之，以黄芪补大气，四君子以补土，四逆汤以启下，诸药相伍，收效甚佳。

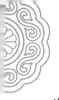

第三节　湿病时空论

水，上善若水，水利万物而不争，水能载舟，水是万物之源。

仲景开篇讲太阳病篇就是在讲水是怎么治疗的，西医也特别注重水电解质平衡，如小便多少，肺部感染湿啰音，肌酐尿素氮等。

水在上：麻黄汤，大小青龙汤，麻黄附子细辛汤，桂枝汤。

水在中：苓桂甘，五泻心汤。

水在下：四逆汤，真武汤。

《易经》曰："天生一，一生水，水生万物。"

水湿痰饮四个证候，仲景早已明示。

水：胸水，腹水。

湿：小便不利，大便反快。

痰与饮：水遇寒成饮，遇热成痰。

一、肾着汤所悟

余常对伤寒古籍进行思考，例如：什么是肝着？什么是脾约？为什么称为肾着汤？

对于肾着汤，首先要理解白术这一味药。白术能健脾燥湿、固表止汗、安胎。《唐本草》载："白术能利小便。"《本草正义》载："白术能燥能滋润津液。万无伤阴之虑，大剂量使用既补脾之体，又滋脾之阴，能培土治水。"清代的张石顽称："白术能散腰脐间血，又能健脾燥湿，更有利水散血之长。"此证为寒湿着于肾之外府，并不在肾之本脏，故仲景将腰部重着、腰部冷用"肾着"一词来命名。

从肾着汤中可以悟出，湿邪进入人体内可分四个层面：

第一，在表之湿，一般用麻黄加术汤。

第二，湿邪进入肌肉层，选肾着汤，白术是利腰、脐间水气，为暖土胜湿法。

第三，湿邪入脏，可用附子汤治疗。

第四，湿邪与寒邪相合入骨，可用乌头汤。

二、何为湿病

湿为六淫之一，凡由湿邪引起的疾病，均可称为湿病。

湿邪伤人，既可由外受，亦可自内生，故湿有内湿与外湿之别。外湿伤人，与季节、地理条件、工作和生活环境相关。内湿的成因主要与肺、脾、肾的关系密切。

因湿邪引起的疾病甚为广泛，证疾又较为复杂，上至头面、颈部、关节，中至胃肠，下至六腑五脏。

因湿邪常与寒、热、瘀、毒相合，狼狈为奸。故症情难治。

因湿重黏腻重浊，故变化多端，经久难愈。

譬如宫颈癌，表现带下黄臭夹有血液，有臭味，阴部瘙痒，小便短赤，口干咽干，舌质红，苔黄腻，脉滑数。此乃湿与癌毒、热邪相合，损伤任带二脉，不能固约，以致秽浊之液下流，带下黄脓如米泔，或夹有血液而有臭味。

三、人之生理病理

天一生水，化精，化血，化津液，乃周流全身，动力是阳气。

火交于水，则化为气。在生活中把冷水烧开，由液态变为气态，气化需要火，反之把冷水放在冰箱则结为冰，此为天化气，地成形之理。

人非水而不能活，然阳气虚衰，或水气太盛，积液秽莛，横道旁溢必乱病丛生，则化生成湿、痰、饮等病理产物。

仲景从太阳篇开始讲到蓄水证，再到《金匮要略》的五饮之说，在

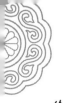
临床中具有指导意义。

首先，《伤寒论》太阳篇中讲述了水气病的成因。由于风、寒、湿、暍，邪气所至，盖水性润下，故下焦水气病最多。《素问·灵兰秘典论》曰："三焦者，决渎之官，水道出焉。"上焦不治，轻则雾露之邪侵入，重则水溢高原；中焦不治，水停中脘，轻则痞证，重则眩晕；下焦不治，水蓄膀胱，轻则消渴，小便不利，重则水热互结，小便淋沥涩痛。其次，对于水、湿、痰、饮四个病理因素，仲景也早已明示。水即胸水、腹水。湿体现在："小便不利，大便反快。"痰与饮则为水遇寒成饮，遇热成痰。再者，水在不同位置可出现不同症状——在皮者为肿胀，在肌肉为溢饮，在肺者为支饮。而在治疗方面，水在上用麻黄汤、大小青龙汤、麻黄附子细辛汤、桂枝汤；水在中，用苓桂术甘汤、五泻心汤；水在下，用四逆汤、真武汤。若湿邪入内产生痹阻，例如西医之出现肺部湿啰音，属肺痹，仲景指出，痹阻轻症，选用麻杏苡甘汤，重者，泽漆汤，再重者，木防己汤。

四、湿邪致病的特点

1. 泛发性

湿邪引起的疾病甚为广泛，证疾又较为复杂。湿邪可侵入人体的上下、内外、脏腑组织、肌肉关节、皮毛经脉，如湿邪淫于上则头重如裹；淫于肌肉则为麻木、浮肿；淫于经脉则为痹重，筋骨疼痛，腰痛不得转侧。

2. 阻塞性

湿邪易阻塞气机，造成升降失调。如津不上承则口渴，湿邪阻滞胸膺则胸闷。湿阻清阳则头晕，湿阻膀胱则小便不利。

3. 迁延性

湿邪黏腻重浊，其症状多缠绵反复，难以速愈，如慢性胃炎、慢性肾炎、慢性气管炎、宫颈癌等。

4.流注性

湿邪其性流注，如风湿病的关节肿胀以及皮肤溃疡、湿疹等。

四、治湿——余之经验

流水不腐，治湿之根本。

三焦为水道，能开通闭塞，三焦失治，反为水溢，水蓄为病，闭塞不通。其原因有三：

第一，命门火衰，真阳不足，膀胱气化不利，水蓄膀胱。

第二，脾阳不足，土不制水。

第三，心阳不振，水停则逆，则脐下悸动或心下悸，甚至奔豚，再甚，身瞤动，振振欲擗地。

大禹治水，分而治之。治心，用桂枝；治脾，用白术；治肾，用附子。水道通畅，地平天成。

余在临床中体会，治湿之法，抓住一个"动"字，此法不仅可尽去湿邪，而且使热无所附，或从外解，或从下泄。湿邪之化全在灵动，死水一滩，湿终难化，古有流水不腐，是治湿之根本。

雨后泥池积水，如何去除？三种办法：①风动吹拂；②烈日当空；③开沟泄水。

水湿化动，洼塘方干，其关键在于"动"。治湿先理气，气动湿自化，气行则湿化，气滞则湿聚。展布气机，阴霾自散。

余提出治湿之法，应根据病邪的病位不同，提出在肺、在脾、在肾之不同治法：

在肺，提壶揭盖，风动湿化。

在脾，脾胃属中焦，故升降气机，升降有常，清升浊降，湿浊自化。

在肾，肾司开阖，开阖有度，气化得当，下焦水湿，及时排泄。

至于治湿之方剂，应根据湿之位置不同而选择：

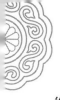

在上，首选麻黄杏仁薏苡甘草汤，麻黄、杏仁开泄上焦，有提壶揭盖之功，薏苡仁除上、中二焦之湿。

在中，首选用麻黄附子细辛汤，大气一转，其气乃散。合用三仁汤畅达气机，气机一畅，中焦湿浊自化。

在下，常常由于肾精亏虚，精不化气而形成湿浊潴留，用引火汤。以大量熟地黄配伍肉桂、附子，蒸腾化气，湿浊自散。

根据舌苔厚薄决定理气药之多少，孰轻孰重。按照病位分清在上、在中、在下、在里、在外，方可用药；根据湿与热孰重孰轻，斟酌用之；同时也应注意香燥过度而助热化火之弊。另外，在治湿的同时，切忌一见黄苔就认为湿与热相结合，以苦寒直折其热，如黄芩、黄连、黄柏、栀子这些苦寒之品伤脾最甚，故用苦寒，湿愈难化。

五、经典医案

【案一】

姚某，女，34岁。2018年3月11日初诊。

主诉：胸闷气短半年。

病史：患者半年前因感冒后出现胸闷气短，在人民医院检查心电图示 ST 段改变，诊断为病毒性心肌炎，予以住院治疗。出院后经常感觉胸闷气短，面色憔悴，求治于中医。前医给予疏肝理气活血进行治疗，效果不佳，经别人介绍求治于余。

刻诊：胸闷气短反复发作，乏力，活动后加重，口不干，舌苔白腻，脉浮细弦紧。

诊断：湿病。

治法：宣通除湿法。

方药：麻杏苡甘汤合清震汤。

麻黄 3 克，杏仁 10 克，茯苓 30 克，薏苡仁 30 克，苍术 10 克，荷叶 10 克，升麻 5 克，甘草 3 克。3 副，水煎服。

二诊：药尽 3 副，胸闷消失。继用本方巩固治疗。

【案二】

李某，女，64 岁。2018 年 7 月 26 日初诊。

主诉：腹部胀满伴下肢水肿 3 月余。

病史：结肠癌术后 1 年肝转移，经西医放化疗后症情平稳，近 3 个月来突然出现腹部胀满伴双下肢水肿，在辽宁某医院诊断为肠癌肝转移，肝癌伴腹水，西医束手无策，建议中医治疗。

刻诊：腹胀如鼓，双下肢凹陷性水肿，大便干结，2 日 1 次，食欲差，厌油腻，乏力，口中黏腻，睡眠差，舌暗，舌苔白腻，舌下静脉怒张。右寸弦细滑数，尺弱。左关弦细滑数。

辨证：肝脾肾俱衰，湿热弥漫三焦，水饮内聚。

治法：升大气，调中气，降浊气。

方药一：麻黄附子细辛汤加味。

麻黄 3 克，附子 7 克，细辛 3 克，藿香 10 克，厚朴 10 克，半夏 12 克，茯苓 30 克，苍术 10 克，苦杏仁 10 克，薏苡仁 30 克，生甘草 6 克，半枝莲 50 克，半边莲 30 克，陈皮 10 克，炒谷芽 10 克，炒麦芽 10 克，丹参 20 克，赤芍 10 克，大黄 5 克。15 副，水煎服。

方药二：引火汤加减。

熟地黄 30 克，天冬 15 克，麦冬 15 克，五味子 10 克，茯苓 30 克，附子 7 克，炮姜 10 克，肉桂 3 克，桑寄生 15 克，杜仲 10 克，菟丝子 30 克，枸杞子 30 克，巴戟天 15 克，淫羊藿 30 克，红参 10 克，枳壳 10 克，甘草 6 克，五灵脂 10 克，沉香 5 克，大腹皮 30 克。15 副，水煎服。

交替口服二方。

2018 年 8 月 29 日复诊：

药后汗出多，下肢水肿消失，口干不苦，腹胀明显减轻，继以原方出入。

方药一：麻黄 3 克，附子 7 克，细辛 3 克，藿香 10 克，厚朴 10 克，半夏 12 克，茯苓 30 克，苍术 10 克，苦杏仁 10 克，薏苡仁 30 克，生甘草 6 克，半枝莲 50 克，半边莲 30 克，陈皮 10 克，炒谷芽 10 克，炒麦芽 10 克，炮姜 10 克，三七粉 9 克，郁金 10 克，鳖甲 10 克，大黄 5 克，鸡矢藤 30 克。

方药二：熟地黄 30 克，天冬 15 克，麦冬 15 克，五味子 10 克，茯苓 30 克，附子 7 克，炮姜 10 克，肉桂 3 克，桑寄生 15 克，杜仲 10 克，菟丝子 30 克，枸杞子 30 克，巴戟天 15 克，淫羊藿 30 克，红参 10 克，枳壳 10 克，甘草 6 克。

交替口服二方。

后以此方出入，加入蟑螂、乌蛇、水蛭、土鳖虫、牛黄、麝香等。

2019 年 3 月 28 日复诊，腹水未再复发，改攻瘤方治疗。

第四节 消渴病，本在少阴，标在厥阴

消渴证是指以多饮、多尿、多食、消瘦、疲乏、尿甜为主要特征。病位主要在肺、脾、胃、肾，基本病机为阴津亏虚，燥热为标是医家之共识。余从经典所悟，发现消渴之病因病机本在少阴，标在厥阴，故从六经入手，辨治消渴病疗效佳，现分享如下。

一、经典所述

《素问·气厥论》云："心移寒于肺，则肺消。肺消者，饮少溲多；心移热于肺，传为膈消。"《奇病论》云："五味入口，藏于胃，脾为之行其精气，津液在脾，故令人口甘，此肥美之所发也……肥者令人内热，甘者令人中满，故其气上溢，转为消渴。治之以兰，除陈气也。"

《五邪篇》说："阳气有余，阴气不足，则热中善饥。"《外台秘要》云："渴饮水不能多，但腿肿，脚先瘦小，阴痿弱，数小便者，为肾消。"喻嘉言云："消渴始于胃而极于肺肾。"

经典所旨，论其症，五脏寒热相传失其宜，阴阳虚实偏盛，为后世开启治疗消渴数法之门。

二、仲师所悟

仲景在《金匮要略·消渴小便不利淋病脉证并治》篇中，从太阳、阳明、少阴、厥阴论治消渴，如水与寒结之五苓散证，水与热结之猪苓汤证，阳明气分之白虎汤证，热甚津伤之文蛤散，以及上燥下寒之栝楼瞿麦丸证、少阴之肾气丸证、厥阴之乌梅丸证。从这些内容来看，津液代谢异常是消渴的根本原因，故余在此基础上再进一步理解以下仲景的原文，以示人规范。

如"趺阳脉浮而数，浮即为气，数即消谷，而大便坚；气盛则溲数，溲数则坚，坚数相搏，即为消渴"。仲景之意，胃热可致消渴，热甚则耗伤津液，故便坚，水为火迫，膀胱频数，溲数更易便坚，消渴之间，可以相互转化为病，正如《素问·阴阳别论》云："二阳结谓之消。"

厥阴之为病，消渴气上撞心，厥阴之消渴，有两种原因：①外邪从太阳传入厥阴，木火相煽，灼伤津液。②厥阴之自病，厥阴内藏相火，朽木自焚，水亏火盛所致消渴，主因是厥阴之为病。厥阴属肝，主筋，肝为将军之官，主谋虑，主神经内分泌。正如仲景所说："消渴，气上撞心。"气机逆乱之后，心区或心下部常常表现绞痛或心悸、心烦、心下悸、心中疼热，胃脘部表现疼痛伴烧灼感。

此条之意，消渴之转变，可上热下寒。

仲景在《金匮要略》中论述肾气丸证，指出："男子消渴，小便反多，以饮一斗，小便一斗，肾气丸主之。"余之理解有以下几点。

第一，是指男子消渴而不是指女子，这是因为男子房劳过度，多患肾虚之证，故消渴病颇多。

第二，小便反多其原因为肾气不能固摄而致小便频多。正常生理情况下，肾气盛蒸腾，精气入骨、入血、入肉。肾中虚冷，肾气不能蒸腾，故水谷精微流入小便当中。

第三，肾气丸之义，肾中主要是水，命门有火，水火既济，肾中生气也。肾虚则命门无火，肾水不升，故水亏而木火自焚，故见消渴。肾以气化为主，肾得气则土自生，气之关键是补水，壮水之主，故以熟地黄、山药、山茱萸以补水，肉桂、附子辛温之物，益火之源，水中补火，水火得济，肾气自足，何来消渴之有？

第四，饮水一斗，小便一斗，伴口渴，其证属火，虚不能化水，以救肾为先，肾气蒸腾则生化津液，源泉不断。益火之源，水火得济则渴止，膏浊清。

后世景岳先生提出消渴之病因、病机为膏粱厚味，五脏柔脆，症状为饮一溲二，消谷善饥。此种观点与仲景相合，也切合余提出的根在少阴，标在厥阴（火化）之论。

从西医学来看，古代消渴病，分上消、中消、下消，而现代的糖尿病，是以三多一少同时伴腰酸、小便多并伴小便中糖分多为其典型特点，当属古代消渴证中的下消。其本质是胰岛素分泌相对不足，而甲状腺功能亢进是甲状腺激素分泌太过引发口干渴、大汗、心悸、头晕，局部可见颈部肿痛、颈前肿块，与糖尿病神经内分泌相反，但所表现的症状二者大致相同。如病之初起，常感乏力，渐至肌肉衰弱，精神萎靡，忧郁失眠，体重减轻；饮食日增，往往反较常人为多，大渴多饮，小便多。余之经验，糖尿病之关键是胰腺排出胰液的功能障碍，从中医基础理论中，肝主疏泄，外感内伤皆可导致胰腺的肿胀，胰腺管的堵塞与不畅，胰腺的萎缩，从病位来看皆属肝之病，病性在厥阴、少阴。

三、经验方所悟

余从 1500 多首经验方中，筛选出几首治疗消渴的经验方，如《备急千金要方》之黄连丸、《金匮要略》之肾气丸，以及《金匮要略》中治疗"小便不利长者，有水气，其人若渴"的栝楼瞿麦丸。从用药心得来看，治疗上消重用天花粉，取栝楼瞿麦丸；治疗中消，取黄连丸；治疗下消，重用熟地黄，取金匮肾气丸。从治疗症状来看，治疗消渴，重用天花粉，治疗消谷善饥，重用黄连、天花粉，治疗小便多，重用熟地黄、山药。这些经验为我们攻克糖尿病提供了临床的依据。

余之经验，西医学的糖尿病，出现"三多一少"典型症状的非常少，而以肾精亏损者为多。从经典中余总结，病位在少阴、厥阴，病性寒热错杂或寒凝，从病之层面来分，可分为气与精。伤寒六经病，一般是在气与血层面，《金匮要略》中，很多杂病，在精之层面。

厥阴之消渴，不外三种情况：其一，厥阴病阳气来复时，有向愈的征兆，如阳复太过热反亢盛，此时大渴。其二，厥阴病寒热错杂，厥阴上热的"消渴"，是渴欲饮水，饮而复渴，其渴的程度比较重。其三，厥阴病邪退阳复的"渴欲饮水"，是因阳气乍复，津液一时不能上润而口渴，此种口渴程度不重，也不必服药，只需少少与水饮之，以助其津液，阴液得充，阳不自亢，阴平阳秘，其病可以自愈。

寒热错杂之消渴，其根在于少阴水亏，水亏木自焚，故在厥阴病中可表现三种证候，即一火旺，二寒甚，三肝阳虚损。

治疗以乌梅丸，从乌梅丸的药物组成来看，可以分为以下四组：

第一，黄连、黄柏，清厥阴之热。在治疗消渴病中，应根据口渴的情况重用黄连 10～30 克，失眠者可以重用黄柏 10～20 克，口渴伴汗出者可加石膏，便干者加知母 10～30 克。用黄连时，当配干姜，用量一般 5～10 克，以防黄连苦寒败胃。

第二，附子、干姜，四逆汤治疗下寒。在治疗糖尿病的过程中，早中期附子应少用，少量之意在于少火生气，可以打开胰腺管；在晚期，特别是糖尿病并发症期，可以适量地使用，从而起到扶正固本之效，防止病情进一步发展。在治疗糖尿病过程中，特别是血糖控制平稳之后，适当应用附子，可以起到巩固作用而不反弹。

第三，红参、干姜、川椒，大建中汤，建中阳。

第四，当归、桂枝、细辛，当归四逆汤，补肝阳。乌梅、当归补肝体。

夫糖尿者，尿中有糖也，其根源于肾，肾之固摄之能失，故饮食之糖随小便而出，故为下消，其证多见消渴，为水亏不能制火，饮水一斗，小便一斗，乃火虚不能化水，在治疗上当以治肾为先，故仲景提出肾气丸，主气化，行津液，润心肺。水中补火，益火之源，水火得济，肾气上蒸，化生津液，消渴止，膏浊清。仲景肾气丸的组成：干地黄八两，薯蓣四两，山茱萸四两，泽泻三两，茯苓三两，牡丹皮三两，桂枝、炮附子各一两。

余认为，在治疗糖尿病时，应用肾气丸应该把握以下几个特点：

第一，仲景之肾气法，当水中补火，水生气化之源，肺肾相合之用，则气布津生之化。

第二，重用熟地黄以填精，配附子，水中补火，蒸腾气化。

第三，熟地黄之用量当从 15 克至 30 克，至 60 克，至 90 克；附子 7 克至 10 克，至 15 克，至 30 克。

第四，临床观察，患者开始服用可见尿黄，泡沫多，随着剂量的调整，小便转清，无泡沫，此时患者血糖已经正常。

降糖，剂量非常重要，余常用量：制附片 10～30 克，肉桂 3～5 克，熟地黄 15～90 克，山茱萸 15 克，山药 15～30 克，茯苓 15～30 克，泽泻 10 克，牡丹皮 10 克。

四、典型医案

【案一】

杨某，女，33 岁。2019 年 8 月 20 日初诊。

主诉：口渴引饮 3 年，加重 3 个月。

病史：患者 3 年前因口渴多饮，食量增加，小便频多，在某院检查空腹血糖 25 mmol/L，确诊为糖尿病，当时给予胰岛素治疗，症状好转，出院后一直口服降糖药，血糖控制在 10 ～ 12mmol/L。近 3 个月，突然出现口渴加重，故求治于中医。

刻诊：口渴引饮，尿频，口中黏腻，心下嘈杂，神疲乏力，左眼闭合难睁，大便结，小便黄，空腹血糖 11.6mmol/L，舌苔黄腻，脉弦滑，尺弱。

辨证：少阴先虚，痰热为标。

方药：半夏泻心汤加味。

半夏 12 克，黄连 30 克，黄芩 9 克，天花粉 24 克，牡蛎 30 克，当归 10 克，刘寄奴 30 克，地骨皮 15 克。

服药 1 周后，自觉口渴、胃中嘈杂易饥明显好转，守上方继续服用 3 周后，空腹血糖 4.6mmol/L，左眼亦能睁闭自如，后以金匮肾气丸巩固治疗。

【案二】

李某，男，56 岁。2019 年 5 月 7 日初诊。

病史：患者 1 年前因口干、多饮在某医院诊断为糖尿病，经多种中西药物治疗 1 年，病情时轻时重。

刻诊：夜里口干明显，小便清长，夜尿频多，每日约 15 次，形体消瘦，面容憔悴，头昏乏力，心悸失眠，口干燥，舌红少苔，脉沉细涩，空腹血糖 12.5 mmol/L。

辨证：肾精亏虚，精不化气，金水不能互生。

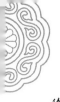

方药：金匮肾气丸加味。

熟地黄 60 克，山药 30 克，山茱萸 15 克，牡丹皮 10 克，茯苓 30 克，泽泻 10 克，肉桂 3 克，制附子 15 克，天花粉 24 克，牡蛎 30 克。

连服 10 剂以后，夜里口干大减，尿量日减少至 2 次，精神佳。此方加肾四味，续服 90 剂，诸症消失，多次检查空腹血糖，一直波动在 6.2～7.2mmol/L，回访半年，病情平稳。

《金匮要略·消渴小便利淋病脉证并治》曰："男子消渴，小便反多，以饮一斗，小便亦一斗，肾气丸主之。"此案从填补肾精入手，肾阴得补，肾气得复，蒸腾气化，化生津液，水火既济，金水互生。口干、便频得治。

【案三】

汤某，男，37 岁。2019 年 11 月 20 号初诊。

病史：患者为无锡某医院麻醉科主任，因体检发现空腹血糖 10.5mmol/L，平日并无口干口苦症状，内分泌科主任建议吃降糖药治疗，科室其他医生皆告之中医肯定无效，因患者相信中医，故来一试。

刻诊：面色㿠白，形体消瘦，手脚不温，平素畏寒，口不干，大便偏溏，舌淡苔白，脉弦细。

辨证：厥阴虚寒证。

方药：当归四逆汤加味。

当归 10 克，桂枝 10 克，白芍 10 克，通草 10 克，细辛 3 克，甘草 6 克，菟丝子 30 克，枸杞子 30 克，巴戟天 15 克，淫羊藿 30 克。14 剂，水煎服。

2 周后，复查空腹血糖 9.1mmol/L，自觉手足温暖，畏寒消失，继以本方加阿胶治疗 3 月余，空腹血糖一直控制在 5.1～5.9mmol/L。

此例在本院引起较大轰动，很多糖尿病患者纷纷前来求治。

当归四逆汤来治疗糖尿病，古今医案未有记载。余认为：糖尿病其病位在脾，胰岛素排出的开关在肝，因肝主疏泄，犹如一个自来水的开关，开可以畅通，关可以储存。一方面胰腺通过胰腺管分泌出胰岛素供给全身需要，另一方面胰腺本身需要从水谷精微中吸取精华供自己需要。此例患者辨为厥阴虚寒证，就像我上面所说的，自来水水龙头的开关被冰块冻住而凝结不通，故胰腺管道不能正常排除胰岛素，表现为血糖高，故从温肝散寒入手，取得良效。

第五节　肺炎后期调理黄芪粥

肺炎后期，不外乎以下几种情况：①余邪未清，气阴两伤；②伤阴证；③伤阳证。

造成此种原因有二：

第一，外邪闭阻，肺家为病，肺为水之上源，水湿不能及时排除，多从湿化，所以病寒饮者多见，后期肺脏受损极易引起肺痿证。

第二，外邪闭阻，肺气不降，肝气不升则郁，郁则化火刑金，故肺热，热伤气阴，后期同样引起肺痿证。

仲景提出肺痿治法，分别从虚寒、虚热选用甘草干姜汤、麦门冬汤。

甘草干姜汤辛甘化阳之法，专复胸中之阳气，化寒饮。麦门冬汤在大量甘润剂中加入辛燥，重在一个动字，其次是培土生金法。

《难经》言："损其肺益其气，损其心，调其营卫，损其脾者，调其饮食，适其寒温，损其肝者，缓其中，损其肾者，益其精。"

从重症肺炎发展来看，肺损，首先伤脾，继之伤心，继之伤肝，最后伤肾。五脏元气受损，仲景特别强调病后服糜粥进行调养，如使用十枣汤后注"得快利后，糜粥自养"，大建中汤后注"如一饮顷，可饮粥二升，后更服"，故选用黄芪粥来调理。

【黄芪粥】

组成：黄芪 100 克，山药 50 克，薏苡仁 50 克，陈皮 50 克，粳米 150 克。

功效：补气、健脾、化湿。

功用：黄芪来大补元气，山药来补脾肺肾，薏苡仁利湿健脾，陈皮行气化痰，粳米补脾和胃清肺。

此外还应慎风寒，食物忌寒冷，精神愉悦，慎房事。

伤阳者可用桂枝加龙骨牡蛎汤主之，此方心、肝、肾同治。伤阴者，以仲景酸枣仁汤养之。

第六节　流感辨

近日全国各地流感爆发流行，患者多以发热、恶寒、咽干、咳嗽以及腹泻、泻下稀水样便等消化道症状为主。多数患者起病后发热迅速，并且退热较难、发热反复，且后期咳嗽迁延日久，缠绵难愈。余查阅古今资料，流感在古代也称为"疫"。《黄帝内经》记载，瘟疫分为温疫和寒疫。古代由于气候与人的体质之因素，温疫多于寒疫，治疗温疫，古代医家提出用青盂汤治疗，方药组成主要有蝉蜕、僵蚕、石膏、知母、羚羊角、荷叶等。

而现代人的体质多寒，究其临床表现，这次流感当属寒疫范畴，且病机多属寒热错杂之证。

寒疫是感受寒邪所引起的具有较强染易性、易流行的一类急性发热性疾病，《温病条辨·寒疫论》载寒疫表现为："憎寒壮热，头痛骨节烦疼，虽发热而不甚渴，时行则里巷之中，病俱相类，若役使者然。"其发病与天时运气、季节、气候密切相关。诚如吴瑭云："盖六气寒水司天在泉，或五运寒水太过之岁，或六气中加临之客气为寒水。"2017年终之气，主气为太阳寒水，客气为少阴君火，易发外寒内热之证。

此虽然是季节性流感，但患者症状不尽相同，余皆以伤寒体系诊治。正如《医宗金鉴·伤寒心法要诀》言："六经为病尽伤寒，气同病异岂期然，推其形藏原非一，因从类化故多端。明诸水火相胜义，化寒变热理何难，漫言变化千般状，不外阴阳表里间。"

从余临床经验来看，此次流感可分为阴阳两端。阳证多表现为三阳合病，特别是青壮年这些体质比较强的人；阴证，多见于体质弱的人，比如老年人或阳虚体质者，会出现太阴少阴症状。治疗方面，阳证者首先考虑陶氏柴葛解肌汤加减；阴证者，则以柴胡桂枝干姜汤合麻黄附子细辛汤（合白虎汤）加减。

一、本次流感的特点

本次流感具有以下三个特点：

首先，反复发热、高热不退伴有咽喉疼痛，特别是肌肉疼痛是本次流感的主要特征。

其次，本次流感大多见于婴幼儿、少儿、幼儿园的儿童，成人发病相对较少。

最后，此次流感并发症较少，以往流感病毒常侵犯心肌，侵犯五脏，病情很重。

二、本次流感的三种证治类型

（一）太阳寒饮证

1. 症状表现

高热、恶寒、头痛、骨节疼痛、咳嗽、稀痰，舌淡苔白，脉弦紧数。

2. 方药

小青龙汤加味。麻黄 10 克，桂枝 10 克，白芍 10 克，细辛 3 克，半夏 12 克，五味子 10 克，干姜 3 克，生甘草 6 克，杏仁 10 克，升麻 10 克，黄芩 10 克，生石膏 30 克。体弱者可酌加红参 10 克，附子 10 克。

3. 本证特点

除高热外，伴有剧烈咳嗽，一般以夜间为主、夜间加重。太阳夹饮证极易化热，同时伴有咽痛，一般用小青龙汤加石膏，体质弱的人可加附子、炮姜以温托、扶正祛邪。

4. 用方技巧

（1）重用麻黄以开鬼门

余在临床中麻黄一般用量为 5～10 克，对婴幼儿使用剂量如果小，疗效会比较慢，如麻黄用 5～10 克，2～3 副药即可痊愈。余主张治疗小儿急性热病，要看得准，攻得猛。

大家可能会有困惑：这样的剂量是否安全？我们可以通过改变服药的方法，即少量多次给药，如每次服药 2～3 勺，1～2 小时服药 1 次来解决这个问题。

（2）重用生石膏以截断热邪

石膏可清、可透、可下，对于婴幼儿用量 30 克，对于成人用量60～90 克。为了防止石膏伤阳，可以佐以炮姜，中病即止。

（3）加入解毒的药物升麻

《神农本草经》载："升麻可解百毒，辟温疾瘴邪。"故其既能清热解毒，又能利咽，还可辟疫，疗效胜过大青叶、板蓝根之属。

（二）三阳合病

1. 症状表现

高热、恶寒、头痛、骨节疼痛、咽痛、口干口渴，舌质红、苔薄黄，脉弦滑数。

2. 方药

柴葛解肌汤加味。柴胡 24 克，葛根 30 克，黄芩 9 克，白芍 10 克，羌活 10 克，白芷 10 克，桔梗 10 克，石膏 60 克，芦根 15 克，白茅根 15 克，升麻 10 克，生甘草 6 克。

陶氏柴葛解肌汤出自明代陶节庵的《伤寒六书》，原方载："治足阳明胃经受邪，目疼，鼻干，不眠，头疼，眼眶痛，脉来微洪，宜解肌，属阳明经病。"此方被后世医家广泛应用于治疗外感发热性疾病，尤其是属于三阳合病者，疗效甚佳。

3. 特点

高热不退，舌质偏红、脉实。柴葛解肌汤是三阳合病方，既有解太阳又有解少阳还有解阳明之药。

4. 用方技巧

柴胡用量一般用 30～60 克，余常用柴胡苗，葛根用 30～60 克，生石膏用 60～120 克，如果便秘加升降散，在此基础上常加入三根汤，即白茅根、芦根、葛根。三根汤可使邪有出路。

（三）一种情况两种类型

1. 太阳少阳合病

发病特点是高热同时可伴有腹泻、腰痛，这种情况可分为两种类型，一种是太阳少阳合病，黄芩汤证，如高热同时伴腹痛、腹泻、呕吐，但腹泻不严重。方药组成：黄芩、白芍、甘草、苏叶。

2. 少阳太阴少阴合病

（1）症状表现：高热、恶寒、头痛、骨节疼痛、口干、口苦、腹泻、泻下稀水样便、腰痛、乏力，舌苔白腻，脉弦细滑数、沉取无力。

（2）方药：柴胡桂枝干姜汤合麻黄附子细辛汤加味。柴胡 24 克，桂枝 15 克，干姜 5 克，黄芩 9 克，天花粉 10 克，牡蛎 30 克，麻黄 3

克，附子 10 克，细辛 3 克，甘草 10 克，苏叶 20 克，生石膏 60 克，炮姜 10 克，羌活 10 克。

柴胡桂枝干姜汤出自张仲景《伤寒杂病论》，其中《金匮要略》用于治疗疟病，原文言："柴胡桂姜汤，治疟寒多，微有热，或但寒不热（服一剂如神）。"余经常将其应用于寒多热少的外感疾病。

余认为在治疗中有一个关键之处，即以"截断法"防止病势深入。特别是在早期、中期没有出现并发症之前，要避免邪气深入，进入少阴厥阴。所以，对于少阴证明显的阳虚病人，用麻黄附子细辛汤扶正托邪，再配合宣通，这样比较好。

有些人高烧同时伴有腹泻，为协热下利，这时候可以加升麻、车前子，加升麻主要在于清热解毒升清，加车前子主要取其分利之性，"利小便以实大便"，一般 3 ～ 5 副就明显好转甚至痊愈。

此次流感之所以用如此重的剂量，主要在于运用截断法，防止病势深入。看得准，攻得狠，该出手时就出手，将邪气阻断在少阳，不传入太阴、厥阴，防止并发症的发生，可达到一剂知、二剂已、三剂瘥之效！

三、中药加减

作为临床中医师，如何能在治疗中取得好的疗效，除了辨证准确，关键还在中药的加减和剂量的运用。余特整理出治疗流感时中药的加减思路与方法，供各位同道参考与借鉴。

余在本次流感的三种主要证型辨证基础上，常加白茅根、芦根，目的是给邪气以出路。

对于舌尖红的患者加金银花 15 ～ 20 克，高烧不退的儿童可加 15 ～ 30 克生石膏。石膏可透，可清，可下，既可化痰，清阳明大热，止咽痛又可通便。苔黄、脉实者，石膏加量至 90 克，小儿可配炮姜。

如果患者有汗或脉偏弱，加党参、附子。看到患者舌苔厚腻的可加青蒿、香薷。

另外还有一味柴胡，能升能降。柴胡苗能升，以透为主，用于发热，柴胡根能降，以疏肝理气为主。

四、临床验案

【案一】

患者，男，32岁。2017年12月29日初诊。

主诉：间断发热3日。

病史：患者于12月26日晚洗澡后受寒，出现咽痒、咳嗽。12月27日中午开始出现恶寒、发热、咳嗽加重，晚上发热加重，体温39.3℃，服用泰诺林、连花清瘟胶囊等。12月28日早晨又发热，口服儿童用退热药美林退烧。中午再次出现发热，继服美林退烧。晚上开始出现腹泻，为水样便。28日晚上体温再次升高，口服芬必得退烧。12月29日一直持续低热。

刻诊：恶寒，发热，有汗，腹泻，咳嗽，周身疼痛，双目胀痛，苔白腻，脉细滑数，沉取无力。诊为少阳太阴少阴合病。

方药：予柴桂姜、麻附细合方加减。

柴胡24克，桂枝15克，干姜5克，黄芩9克，天花粉10克，牡蛎30克，麻黄3克，附子10克，细辛3克，甘草10克，苏叶20克，生石膏60克，炮姜10克，羌活10克，升麻10克，车前子50克。2副，水煎服。

12月30日，服用1副后，晨起热退，诸症改善，腹泻1次。续服第2副。12月31日，除偶见咳嗽咯黄痰外，余症皆除。

【案二】

徐某，女，45岁。2018年1月1日初诊。

主诉：高热3天，经西药治疗后高烧反复，求治于中医。

刻诊：发热，体温39℃，恶寒，口干口渴，尿少，大便正常，舌

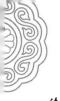

苔白腻，脉细弦滑。

辨证：三阳合病。

方药：柴葛解肌汤加味。

柴胡 30 克，黄芩 10 克，白芷 10 克，葛根 30 克，生石膏 90 克，羌活 10 克，白芍 10 克，桔梗 10 克，升麻 10 克，苏叶 20 克，芦根 30 克，白茅根 30 克，甘草 6 克，生姜 5 片，大枣 5 枚。3 副，水煎服。

患者来电告知，药进一副半后已退热，无反复。

【案三】

朱某，女，2 岁。2018 年 1 月 3 日初诊。

主诉：发热 2 天，体温最高 38.6℃，夜间加重。

刻诊：喜饮水，咳嗽，有清涕，便干，舌苔白腻，脉浮弦滑。

辨证：三阳合病。

方药：柴葛解肌汤加味。

柴胡 15 克，黄芩 6 克，葛根 15 克，生石膏 20 克，白芍 6 克，白芷 6 克，羌活 3 克，升麻 5 克，桔梗 6 克，白茅根 15 克，芦根 15 克，甘草 3 克，生姜 5 片，大枣 5 枚。2 副，水煎服。

药进 2 副，电话告知，已无发热。

第七节　余对病毒之管见

对于新冠肺炎病毒之来源，众说纷纭。有的说来源于蝙蝠，有的说来源于穿山甲，而对于我们中医人来说，不管病毒的中间宿主是什么，我们从六气之中，皆可找到答案。

一、六气之理，自然之理

一年四季，寒热温凉，自然交替，产生六气，即风、寒、暑、湿、燥、火。四季之中，又以一气为主，他气混杂其中。比如夏季酷热，一场暴雨，寒气生之，风气随之。六气之变化无常，太过与不及，细菌病毒必生之。

山林之中，多细菌、病毒。春夏之交，湿气当令，湿热交错而发之，故生长很多菌菇。而空气之中细菌、病毒，冬季闭藏，春夏之季，万物发陈，六气反常而变，故热以蒸之，湿以蕴之，风以布施，发而为疫气，逐门逐户，酿成温疫。

风之产生，是寒热对流所致，自然之风，万物争荣，逆行之风，万物枯萎。

举个通俗的例子：有一堆垃圾，冬天里下了一场雪，积雪覆盖，垃圾中并没有什么气味，而到了春天，万物复苏，细菌、病毒开始产生，夏季高温，细菌、病毒大量繁殖，狂风暴雨之后，便有了苍蝇、蚊子、老鼠，风吹之，便容易闻之恶臭，人伤之，最容易产生虫疾，及其他传染病。

西医学已经证实，若器皿为真空，则病毒、细菌无法生存繁殖。若器皿中给予温度、湿度、风速，可以发现大量的细菌和病毒。源头是什么？大家可想而知。

细菌、病毒有喜冷、喜热、喜湿之分，故一年四季之细菌病毒各不相同，但细菌、病毒之繁殖无不与风关系密切。

古人云："物之生长，温暖之气，生于东风；物之枯萎，害于西风，肃杀之气。"风能生万物，也能害万物，如水能载舟，亦能覆舟。天山雪莲，根于寒冰之地，曝死于烈日之下，而病毒、细菌之衰减，莫不以六气之偏胜而转移。

中医研究病因，虚邪贼风；西医研究病灶，细菌、病毒。虚邪贼风中人，有内外因之分，虚邪不独能伤人，必与虚人之体相合。贼风，变化多端，乃客其形体。而西医之微生物之谜，侵犯脏腑，无谈人体虚实之分。西医的虫疾，有的是从口鼻而入，有的是从皮肤，潜伏于内脏而生。《伤寒论》厥阴篇提出虫证，用乌梅丸。其因有二：一，厥阴为寒热错杂，上热下寒之体，寒热对流极易产生风；二，凡虫寄生之处，无不因风而生长。风邪所到之处，无不益菌而繁荣。同一种病毒，西医抗病毒有效，而中医辨六气也有效，西医治病，察病毒、细菌，通过细胞免疫治疗；而中医治病察致病的风、寒、暑、湿、燥、火。中医治疗细菌性痢疾，初期发热、恶寒用荆防败毒散表散而愈，而此时西医实验室检查，大便可能无异常，无以治疗。若失治误治，表邪内陷出现脓血便可以用葛根芩连汤治疗，此时西医检查可查出细菌。

中医治病，辨六气，寒在表，取麻桂剂；寒在里，取姜附剂；实在表，取五积散；实在里，取平胃散。仲景一百一十三方，用人参者，十有其八，其补中气，培原气，调营卫，一样抗细菌、病毒。

中医之伤风、风寒、中风、邪风、逆风，皆风邪所中，由浅入深，无孔不入。正如《素问·阴阳应象大论》所言："邪风之至，疾如风雨。故善治者治皮毛，其次治肌肤，其次治筋脉，其次治六腑，其次治五脏。治五脏者，半死半生也。"《金匮要略·脏腑经络先后病脉证》也云："客气邪风，中人多死。"风为百病之长，风邪善行而数变，风邪侵入诸窍，诸如肠风便毒等。在六气中，风邪往往与寒邪、湿邪、热邪相伍为病，侵入内脏，产生邪风，逆行之风，从而导致气血逆乱，诸如奔豚气、中风等，西医学的肿瘤转移，无不与风邪关系密切。

病毒生于六气而死于六气，六气看不见摸不到，万物皆无形见有形。六气冲和，百病不生。六气太过与不及，皆可产生病毒与细菌，而传变之秘在于风。

第八节　新冠肺炎病机特点

根据对已经完成的 11 例新冠肺炎逝者遗体的病理解剖中有些人"肺部有黏液性分泌的信息"，我从中医层面做以下分析。

一、"湿"

肺如器，时时与外界相通，富有弹性，就像一个篮球，如果篮球中灌满了水，不仅失去弹性，而且特别重。肺部有水，中医命名为"痰饮"，也叫"内饮"。仲景在《伤寒论》小青龙汤证当中描述了很多证候，如"干呕而咳，或渴，或利，或噎，或小便不利，少腹满，或喘者……"从仲景描述的证候来看，包括上、中、下三焦的疾病，上焦包括咳、喘、渴、噎；中焦包括呕；下焦包括利（水走肠间，清浊不分）、小便不利，少腹满。

二、"寒"

《难经·四十九难》提出："形寒饮冷伤肺。"这里的寒，主要是风寒闭塞毛孔。肺在五脏六腑当中就像一扇门，时时打开与关闭，当外寒闭阻皮毛以后，肺门不开，体内痰饮排不出去，因而也叫"肺闭"。治疗肺闭的第一方是麻黄汤，用于实证。第二方是麻杏苡甘汤，用于虚证。

三、"水"

《伤寒论》在太阳篇中，由水引起的疾病非常多，由此想到，水变成湿再变成饮，它的变化主要是阳气不足引起。正如《素问·阴阳应象

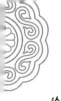

大论》所说："阳化气，阴成形。"气虚则气郁，气郁则化水。水在体内停留时间长，遇寒则为饮，遇热则为痰。湿气之多少，积水之深浅，位置有高低。水饮射于上则为咳喘，为肺寒；水饮搏于中则水逆而中满；水饮蓄于下则泄泻淋沥。水气不化则为水饮，证候有虚实，邪气分寒热，水热互结乃成结胸证，气寒相搏，乃成痞满，水气外溢，则为汗，水饮内结则宜攻。故此次病毒性肺炎可汗、可攻、可开、可枢。

余接诊的3例新冠肺炎患者中，有2例病情较重，发热伴口干、口苦、口渴、胸闷乏力，舌前部红少苔根部浊腻。余从经方入手，以柴胡桂枝干姜汤合用生脉饮四物汤加味，取得一定疗效。1例轻症以舌苔厚腻伴胸闷咳嗽为主要表现，予以麻杏苡甘汤合用清震汤治疗。

虽未在武汉第一线，但从前方一线中医专家反馈的疗效来看，中药效果颇佳，值得我们学习、总结与提高。

第九节　师徒问答，虚实辨证技巧

学生："徐师好，向您请教。患者女性，46岁。乳房胀痛半年余，手足逆冷，精神萎靡不振，夜尿多，舌淡苔白，脉微细。既往甲状腺结节，子宫肌瘤 4mm×5mm。用阳和汤两个月，具体方药：熟地黄10克，鹿角片10克，炮姜5克，肉桂1克，生麻黄1克，白芥子10克，甘草5克，皂角刺10克，三棱10克，莪术10克。症状改善不明显，请问老师，下一步该怎么用药？谢谢。"

徐师："中医之核心在于辨寒热虚实，对于慢性久病来说，辨其虚实是关键所在。虚实者，有余与不足，可分表之虚实，里之虚实，阴阳之虚实，气血之虚实，对于六经来说，三阳为实，三阴为虚。古云：'无实实，无虚虚。损其有余，补其不足。'虚证当补，实证泻之，但在临床中，特别是慢性疑难性疾病，正邪矛盾突出，往往正气亏虚，而邪气深入内伏，此时攻之，正气欲脱。若纯补者，邪气胶固，仲景先师示人以法，以少阴之三急下证为例，提出急下以攻之，祛其热结。而与之相对应的寒结，仲景用大黄附子细辛汤，原文是"胁下偏痛，发热，脉弦紧，此为寒也，以温药下之"。此方为温下法的代表方，古训"发表不远热，攻下不远寒"，此方与大承气汤是相应，一寒一热，以温药，消散阴霾之气，故用大黄配附子。但其治法有异，细辨之，可开伤寒之法门。

小柴胡汤治疗少阳，其寒热往来，邪结少阳，木郁克土，中宫无主，必寒热无定，用人参建中，柴胡祛少阳之邪，中气旺，少阳之邪自去，二阳各入本经，相得益彰。

仲景桂枝茯苓丸，疗癥瘕积聚，邪深而正虚，而以丸药治之，其妙在于缓攻而不伤正气。又如鳖甲煎丸，为什么用丸剂？丸剂缓之，此法当遵《黄帝内经》衰其大半而止之意。

仲景方术，尽得其中，知得其要者，可一剂知，二剂已。

后世医家，作战技巧，二派分奇，一攻邪即是扶正，邪祛一分，正气恢复一分，一扶正即是祛邪，晚期保胃气，扶肾气，听邪自去。百花齐放，百家争鸣。

此患者以乳房胀痛作为主证，伴手足逆冷，精神萎靡不振，夜尿多，舌淡苔白，脉微细。从乳房胀痛来看，属实证。但从伴随的症状来判断，当属于少阴寒化证。此乳房疼痛当属寒结，以阳和汤治疗，但效果差，分析其因，温散寒结之力不够，攻之力太强。此病病机为，水寒木郁而结，当以补肾散寒为先，适当地加入流通气血之药，如选用少阴直中之要方麻黄附子细辛汤加肾四味以治其本，虫药、蜂房、僵蚕入奇经以搜剔，香附、青皮以理气散结，诸药合用，必温化寒结，气血流畅，结节必消失于无形之中。"

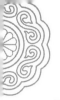

第十节 六经皆有表证

经典之典范，示人以准绳。六经之变，仲景太阳篇条文最多，变化最多，举一例而示范，变化万千，然万变而归一，温故而知新。

一、太阳表证

太阳病，以麻黄、桂枝、青龙而示人，从营卫入手，以荣强卫弱，荣弱卫强，荣卫俱强来阐释实证、虚证、表里俱实之证的治疗大法。然在太阳篇中用了大量篇幅讲述误下、误汗、吐、烧针、温针等变证的治疗，如太阳病桂枝证医反下之后出现葛根芩连汤证；误汗、误下后干姜附子汤证；太阳病兼水饮小青龙汤证，兼内热大青龙汤证，表邪不解、邪气结于胁下的小柴胡汤证等。

仲景的太阳病中，除发表之剂以外，又兼温中、和解、清气、攻血之法，变化无方，万法皆备。太阳病不仅有表证，而且有里证，已具备了阴阳、表里、寒热、虚实。

一年四季中，太阳病发病最广，伤人最多。故《素问·阴阳应象大论》提出："善治者治皮毛。"外感之邪，失治误治后，极易形成沉寒痼疾，反过来又更容易受到六淫之邪的侵入，即伤寒不醒便成痨。

然表证非太阳独有，六经皆然。

二、少阳表证

少阳中风，两耳无所闻，目赤，胸中满而烦者，不可吐下，吐下则悸而惊。

三、阳明表证

阳明病，脉迟，汗出多，微恶寒者，表未解也，可发汗，以桂枝汤。汗出多，微恶寒为表未解。虽为阳明中风，仍宜权借太阳解肌祛风之桂枝汤，使未解之表与阳明之风邪从太阳而解。

四、太阴表证

太阴主里证，太阴病提纲皆里证，然太阴主开，太阴之经受寒，当出现脉浮之表证。太阴阴经寒证，则多与太阳有关，如"太阴中风，四肢烦疼""太阴病，脉浮者可发汗，宜桂枝汤""太阴中风，四肢烦疼，阳微阴涩而长，为欲愈"。

太阴湿邪是本质，夹风邪，容易出现四肢烦疼，脉由微涩转长，宜桂枝加附子汤，阴证回阳，里证出表，为欲愈。

五、少阴表证

"少阴病，始得之，反发热，脉沉者，麻黄附子细辛汤主之。"此条当与太阳篇"病发热头痛，脉反沉，身体疼痛，当救其里，宜四逆汤"相对照来看，皆有发热脉沉，以其头痛在太阳，阳脉当浮反不能浮，以里人虚寒，又身体疼痛，当救其里。

此条"反发热"当属太阳，"脉沉"当属少阴。根据"虚则少阴，实则太阳"之理，本汤证当属少阴之变局，证变脉变，治法亦变，故选麻黄细附子汤，既解太阳之表，又温少阴之里。余善用此方治疗阳虚感冒，其证为恶寒身蜷，背寒肢冷，面色㿠白，舌边痕印，脉微细沉。

六、厥阴表证

"厥阴中风，脉微浮为欲愈，不浮为未愈。"《辨脉法》云："凡阴病见阳脉者生，阳病见阴脉者死。"厥阴为风寒之邪所伤，则必发阴寒之证，脉当见沉迟细弱。今见微浮，为阳气渐复，病邪外趋，自阴出阳，而"为欲愈"之候。

六经皆可见表证，有的是内虚感寒，有的是邪气出表，临床中当因势利导，观其脉证，知犯何逆，随证治之。

第十一节　免疫力之悟

近日针对新型冠状病毒性肺炎，有患者提问，有没有增加免疫力的药物？

的确，在此次疫情中，有的人即使接触了传染源也不发病，西医学说，因为免疫力强，所以不发病。

关于免疫力，中医并无此一说，中医之语——正气存内，邪不可干，邪之所凑，其气必虚。中医说的正气，相当于西医学的免疫力。

人之三宝——精、气、神。关键一个"神"字，诸多赞语，神采奕奕，精神抖擞，炯炯有神等。此神者，五脏所藏，由精与气化为神，为正气胜。

气有三，即宗气、荣气、卫气。精有四，即精、血、津、液。宗气积于胸中，出于喉咙，以贯心肺，而行呼吸焉。营气者，泌其津液，注之于脉，化而为血，以荣四末，内注五脏六腑。卫气者，悍气之慓疾，而先行于四末、分肉、皮肤之间。营气出于中焦，卫气出自下焦。而宗气乃营卫之气相合而成。五脏者，所以存精神血气魂魄者也。六腑者，所以化水谷而行津液者也。气之主在命门，精之主在肾，神之主在心。

百病之纲，在于气血，气血之用，在于营卫。人之营卫，卫为守，营为粮草，卫气本于命门，达于三焦，昼行于阳，夜行于阴，其气剽悍滑疾，以温肌肉、筋骨、皮肤。营气出于脾胃，以濡筋骨、肌肉、皮肤，注之于脉，化以为血……自手太阴肺经始，循十四经运送血液营养物质，以奉生身，营卫之所合是宗气，出于肺，储于气海。卫行脉外，其用疏泄，营在脉中，其用密固。

凡人之身，卫气不到则冷，荣气不到则枯，宗气不到则痿痹不用。故营卫之气，主一身之表，为太阳膀胱之气，营卫之气强则外不受邪。然营卫之气根在五脏，营在脾，卫在肾。

长城之长，可抵御外来入侵之寇，外寇进犯，那是第一道防线，对于人体来说就是营卫，是人体之屏障。

《伤寒论》开篇言寒伤营，风伤卫，邪气侵入之路径，治疗以麻桂以阻断。营卫和则百病不生，营卫自和者病自愈。《世医得效方》所载的玉屏风散，是以固外在屏障之专方，有"丙种球蛋白"之美誉。

仲景言："千般疢难，不越三条。一者，经络受邪，入脏腑，为内所因也；二者，四肢九窍，血脉相传，壅塞不通，为外皮肤所中也；三者，房室、金刃、虫兽所伤。以此详之，病由都尽。"

《素问·阴阳应象大论》言："年四十，而阴气大半也。"阴气即精气，五脏之精气大亏，故人过不惑之年则精亏神减，内伤在先，营卫之气不荣，故诸病丛生。

人体的免疫力，为营卫气血之代名词，根在肾。如何能提高免疫力？西医有白蛋白、球蛋白等，中医的方法很多，有固表法桂枝汤，有建中法小建中汤，有补肝法之小柴胡汤，有固肾法之四逆汤合桂枝加龙骨牡蛎汤，诸妙之法存乎于心，以一可敌万千之疾也。

第十二节　中气为人之本，根在肾

《伤寒论》第 100 条曰："伤寒阳脉涩，阴脉弦，法当腹中急痛，先予小建中汤，不差者，小柴胡汤主之。"仲景从阴阳脉法来定病机，阳脉为寸脉，阴脉为尺脉，涩脉代表营虚血少，弦主寒主痛，以脉定证为木旺克土。先以建中法，不瘥，柴胡汤。肝旺为虚性之旺，可表现为失眠、痉挛、疼痛、头晕等，很多医生皆从肝实论治，效果不佳。《素问·脏气法时论》云："肝苦急，急食甘以缓之。"以甘味药物来缓急痉挛，从而达到止痛之效，其代表方为小建中汤。

历代医家皆冠名桂枝汤为天下第一方。余之悟，桂枝汤既能疗外感，又能疗内伤，既可以作为补血第一方，又能补中第一方，既能升大气，又能降逆气。李东垣先生源此，写下了《脾胃论》一书，为中医之绝唱。

一、中气之源流

《素问·六微旨大论》云："出入废则神机化灭，升降息则气立孤危。"《素问·经别论》云："饮入于胃，游溢精气，上输于脾，脾气散精，上归于肺，通调水道，下输膀胱；水精四布，五经并行。"《黄帝内经》所言，一是对气机升降出入的高度概括，二是对津液运化规律的总结，其核心是中气。肝与脾同属中焦，即木气与中气。如肝之升发，肺之肃降；心火之下降，肾水之上濡；肝之疏泄，肾之封藏；肺之宣发，肾阳之蒸腾，肺之呼气，肾之纳气；脾之升清，胃之降浊等。脾胃居于中焦，为后天之本，是升降运动的枢纽：升则上归心肺，降则下归肝肾，脾胃在升降运动中居重要地位。正如清代医家黄元御提出的中气论："中气如轴，四维如轮。"中气者，济水火之机，升降金木之轴。故中气足，则无不出入，无不升降。

二、中气与元气

古人云："欲求木之长者，必固其根本，欲求源之远者，必溯其泉源。澄其源而流自清，溉其根而枝乃茂，自然之理也。"

人之所生，父母肾之精血相合而成，人之所以长，赖中焦之运化水谷精微而长，故善医者必固护脾胃之本，治病者以中气为本也。

仲景在《伤寒论》中，从太阳到厥阴，无不固护中气。比如少阳一经，阴转，还是阳转，中气是关键，故以人参、甘草、大枣来建中，中气足，邪可截断。正如《金匮要略·脏腑经络先后病脉证》云："四季脾旺而不受邪。"

《素问·阴阳应象大论》云："治病必求于本。"本者有二，一是中气，二是元气，一个后天之本，一个先天之基。

两本，即先天之本，万物赖之以荣，肾也；后天之本，土能生万物，万物赖之以繁也。肾为先天，呼吸之根，生命之源，人之始生也。脾为后天，运化之源，气血之所。古人云："得谷则昌，绝谷则亡。"犹兵家之粮饷，粮饷若绝，则兵众溃散，中气一虚，百病丛生。

三、中气、元气之争

中医之理，百花齐放，百家争鸣，前贤对中气、元气之争，不绝于耳，有云"补脾不如补肾"，或云"补肾不如补脾"。其代表人物宋代孙兆云，提出"补肾不如补脾"之说。余之经验，善补肾者，无不求治于脾胃，如肾虚水肿，常常用培土制水法治疗，效果很佳。另一代表人物宋代严用和，他提出"补脾不如补肾"之说，其根据是脾阳根于肾阳，脾阳需要肾阳来温煦，不然则土寒而不化。如五更泄，单纯补脾效果不佳，当从肾治。

古人云："人之肾犹树之有根。"枝叶虽枯槁，树根将再生，自然而秀实。又云："有胃气则生，无胃气则死。"肾为先天，脾为后天，先天之精来源于后天水谷精微之营养，后天又赖先天之肾阳之温煦。先天之本，有水与火之分，水不足者用引火汤，火不足者用金匮肾气丸，水火既济，蒸腾气化，精神乃治。后天之本，有饮食与劳倦之别，饮食自倍则胃病，枳术汤主之，劳伤则脾病，宜补中益气汤。

四、余之所悟

在临床实践中，特别是在疑难杂病中，伤脾者，往往脾肾两伤，伤肾者，往往影响脾阳的温煦，故脾肾同病。故仲景之四逆汤是以脉沉而微，恶寒，三阴之厥逆，此方非为少阴之独专，而是治疗三阴病之要诀。又如《备急千金要方》中的温脾汤，为温下寒积之要方。当代国医大师朱良春释本方之要义，以四逆汤温脾祛寒，加大黄、芒硝取其泻下除积，加当归益气养血，本方名为温脾方，其实则为脾肾双补之代表方。

余之经验，脾虚者，无肾虚证候，可以加入补肾之品；肾虚时，即使无脾虚，也要加用健脾益气之品，这样脾肾双补，两本得固。

脱肛之疾，往往认为是中气下陷，以补中益气汤补中气，效果不佳。根据脾肾两本关系，中气下陷往往累及肾气，故在补中益气汤基础上加山药、菟丝子、鹿角霜、益智仁，温阳补肾而效。

男性阳痿或不育疾病中，辨证为肾虚，看不出脾虚证，但单纯的补肾效果也不满意，可在大量补肾基础上加用益气补脾之品，如红参、白术、茯苓等，可达到事半功倍之效。

慢性泄泻，治疗很慢且疗效不佳。余学习张景岳之熟地黄法，重用熟地黄来止泻，往往效如桴鼓，其方如下：熟地黄 30～60 克，山药 30 克，白术 10 克，扁豆 30 克，干姜 10 克，吴茱萸 10 克，肉桂 5 克，赤石脂 30 克，甘草 6 克。

脾胃主运化，输布精微，升清降浊，生化之源也；肾者，封藏之本，水火之脏，藏真阴而寓元阳，生命之根本。金水相生，水能制火，火不刑金，水火既济，上下相安。若肾虚土衰，变证百病。在临证中当救中气，保肾气，可脾肾双补。若形体枯槁，大肉尽脱之证，当万病不治，求治于脾胃，听邪自去。

第十三节　截断法及其临床应用体悟

一、截断法含义

截断法是采取果断措施和特殊方药，直捣病巢，驱除病邪，快速控制病情的方法。此法可截断疾病的发展蔓延，以求提高疗效。

二、截断法的渊源

截断法源于《黄帝内经》"上工不治已病治未病""上工救其萌芽"的思想，而在张仲景的《伤寒论》中得到了体现和发展。

《伤寒论》详细阐明伤寒六经传变及诊治规律。一般来说，六经的传遍规律，太阳为表之表，太阳证传阳明，阳明传少阳，少阳传太阴，太阴入少阴，少阴入厥阴。《备急千金要方》载："凡伤寒一日在皮，二日在肤，三日在肌，四日在胸，五日入腹，六日入胃。"外邪侵入人体主要有两个途径：一种是六经传，另外一种寒邪直中。

以标本关系来看，太阳为标，少阴为本，少阳为标，厥阴为本，阳明为标，少阴为本。外邪侵入，太阳首当其冲，若正气强盛，正邪交争。可一汗而解，若素体阳虚，外邪直入少阴，故有"伤寒不醒便成痨"之说。另外一种情况，外邪入表，过用汗法，造成伤阳亡阳，正气不支，而使邪气内陷少阴，如桂枝加附子汤证。

我们在临床中，特别是肿瘤病的治疗中，经常遇到肠癌肝转移、肺癌脑转移等问题，如何把握病机变化的趋势，及早防止传变，对提高肿瘤的治愈率与患者的生存质量有非常重要的意义。

余认为,《伤寒论》实则是一部气化论。气化论之关键即开、阖、枢。

这个枢相当于门轴,六经之枢主要在少阳和少阴,在少阳阶段如果能及时阻断,可以防止病邪进入太阴,仲景在此用小柴胡汤,可谓千古绝唱。其作用一方面以柴胡、黄芩、半夏清少阳之邪,一方面以人参、大枣、生姜、甘草建中固脾,防止邪气进一步内陷于太阴。仲景谓运用小柴胡汤可达到"上焦得通,津液得下,胃气因和,身濈然汗出而解"。

而在少阴篇中第301条云:"少阴病,始得之,反发热,脉沉者,麻黄附子细辛汤主之。"发热本属太阳,脉沉当属少阴肾阳不足,根据虚则少阴,实则太阳之原则,本汤证属于外邪内陷少阴,所以用麻黄附子细辛汤来温托之,既解太阳之表,又温少阴之里,以防止病邪进一步深入。

《伤寒论》29条曰:"伤寒,脉浮,自汗出,小便数,心烦,微恶寒,脚挛急,反与桂枝汤,欲攻其表,此误也。得之便厥,咽中干,烦躁吐逆者,作甘草干姜汤与之,以复其阳;若厥愈、足温者,更作芍药甘草汤与之,其脚即伸;若胃气不和,谵语者,少与调胃承气汤;若重发汗,复加烧针者,四逆汤主之。"此证原本是表阳虚卫气不固,表现脉浮自汗出微恶寒,脚挛急是里阴虚。误服桂枝汤发汗出现阳气将亡之象,出现厥逆、吐逆、烦躁。如果不及时扭转极易出现阳亡之象。治疗步骤分为三步:其一,先复阳气,急救回阳,甘草干姜汤;其二,继复其阴,以酸甘化阴,芍药甘草汤;其三,知犯何逆,随证治之,可考虑调胃承气汤、四逆汤。

又如《伤寒论》第20条:"太阳病,发汗,遂漏不止,其人恶风,小便难,四肢危急,难以屈伸者,桂枝加附子汤主之。"本证属于阴阳俱伤之证,原本是太阳病,因发汗导致汗出太多,表阳损伤太过,从而出现里阳虚证。太阳底面即少阴,故出现四肢微急、难以屈伸之象,其表现为少阴病的前兆,故应积极治疗阻断其发展至少阴。用桂枝加附子汤,取桂枝汤调和营卫,附子以扶阳固表。少阴之阳既固,则可以避免太阳之邪内陷，这是仲景的精妙之处。少阴三急下证之一，口燥咽干系热淫于内，肾水枯竭，因转阳明，上攻口咽，急下之。之二，热结旁流是水亏，肝胆木火必灼，热逼胆汁入肠道，故下利色纯青，以大承气汤急下燥实，热祛阴留。之三，腹胀满系少阴复传阳明之证，以大承气汤攻下燥结，泄热存阴。仲景之霹雳手段，意在截断。

三、截断理论的发展

金元四大家及温病学家均对截断理论有所发展。张子和指出："夫病之一物，非人身素有之也，或自外而入，或由内而生，皆邪气也。邪气加诸身，速攻之可也，速去之可也，揽而留之，何也。"吴又可指出："瘟疫以驱邪为急，逐邪不拘结粪。"戴北山说："时疫不论表邪罢与不罢，但见里证即下。"以上均从不同具体治法上对截断法进一步发展。

四、截断理论的成熟

当代著名中医临床大家姜春华教授在继承诸贤学说的基础上，明确提出截断扭转学说，并形成系统理论。姜老指出：清热解毒是重要的截断方法；通腑攻下是治疗急症快速截断的重要手段；先证而治是截断扭转的重要措施；选择特效方药是截断扭转的重要手段。姜老及后学者将以上截断扭转理论应用于流行性出血热、肺炎、败血症、病毒性脑炎、肠伤寒、脑出血、急性胰腺炎、急性胆囊炎等病均取得更好临床疗效。

余在疑难病的治疗中广泛应用截断法，取得非常好的疗效。余之体会：从六经来看截断法的主要途径在少阳和少阴。在少阳阶段常见有两种表现：①少阳阳明合病；②少阳少阴合病。

通过和法，在外之邪可解，在内可调节脏腑，防止病邪深入，即柴胡法；在少阴阶段，通过温法可固其下固其本，即四逆汤法。只要根基牢固，在上拨乱反正。正如《伤寒论》所云："少阴病，脉沉者，急温之，宜四逆汤。"

具体用药方面，截断可根据情况选用大黄、红参、附子。大黄可以攻下实积，无论寒热虚实皆可运用。红参大补元气，可以建中气。附子可以温阳扶阳，回阳固肾，夯实根基。

五、临床验案

（一）重用清热解毒凉血法治疗丹毒

黄某，男，50 岁。2018 年 7 月 21 日初诊。

主诉：右下肢内侧红肿热痛伴发热 2 天。

病史：患者于 2 天前无明显诱因出现右下肢内侧红肿热痛伴发热，体温最高达 39℃，在当地医院予抗生素输液治疗效果不佳。

刻诊：下肢疼痛，高热，口干口渴，烦躁，舌红苔黄腻，脉弦滑。

辨证：少阳阳明合病。

治法：和解少阳，清泻阳明。

方药：小柴胡汤合白虎汤加味。

柴胡 24 克，黄芩 15 克，生石膏 60 克，知母 15 克，金银花 90 克，连翘 30 克，玄参 15 克，怀牛膝 15 克，茯苓 30 克，车前草 30 克，土牛膝 20 克，甘草 6 克。水煎服。同时予以火针放血，用山羊血外涂。

药服 3 副后，热退，口渴缓解，肿消疼减。上方去石膏、知母，继续服用 3 副痊愈。

按：下肢丹毒属外科常见病，表现一般以热毒灼盛为主。病位在下肢，病性在少阳阳明。此证治疗不及时容易引发皮下脓肿及败血症。其截断办法有两个：①从少阳和解之；②重用清热解毒之法。截断邪毒入血，故取效较捷。

（二）逐瘀泄热、温经止血法治疗过敏性紫癜

徐某，女，9 岁。2020 年 4 月 21 日就诊。

主诉：患者全身散在紫癜3个月，加重1周。

病史：患者3个月前无明显诱因出现全身皮疹，继之全身出现紫癜，在当地住院诊断为过敏性紫癜，给予激素治疗后好转。1周前因感冒后再次出现紫癜，大如手掌小如指头不等，压之不褪色。

刻诊：全身可见多处紫癜，以双下肢多见，面色苍白，偶有腹痛，四肢欠温，大便质硬，2日一次，舌淡苔白，脉细弦。

辨证：寒热错杂，瘀血阻络。

方药：桃核承气汤加味。

桃仁8克，桂枝4克，大黄6克，芒硝2克，白芍10克，甘草3克。5副，水煎服。

二诊：患者家长自诉口服5剂中药后紫癜全部消退，大便正常，舌淡苔白，脉沉细。继以桂枝龙骨牡蛎汤善后：桂枝5克，白芍10克，龙骨10克，牡蛎10克，甘草5克，生姜2片，大枣3个。10副，水煎服。

随访1年未见反复。余临床应用此法治疗数十例疗效均佳。

按：过敏性紫癜中医归属为"血证"范畴，现代中医多从血热妄行，阴虚血热来认识过敏性紫癜。此证发展导致紫癜性肾炎，余多宗唐容川的观点："既是离经之血，虽清血鲜血也是瘀血。"余在临床中多应用经方桃核承气汤截断化瘀，即早期先证而治，逐瘀泄热，疗效显著。

（三）清热解毒凉血消斑法治疗红皮病型银屑病

严某，男，55岁。2019年8月10日初诊。

病史：患者全身红斑灼热疼痛半年，在多家医院诊断为"红皮病型银屑病"，给予泼尼松20mg顿服治疗，症状未能控制。

刻诊：双下肢红斑灼热疼痛，鳞屑少，瘙痒，口干、口苦、口渴，小便微黄，大便干结，舌质偏红，苔白，脉弦滑。

辨证：火毒炽盛，热郁营血。

治法：凉血消斑，清热解毒。

方药：消斑青黛汤。

青黛 15 克，黄连 6 克，水牛角 15 克，生石膏 100 克，知母 30 克，玄参 15 克，栀子 9 克，生地黄 50 克，柴胡 10 克，黄芩 9 克，制大黄 10 克，金银花 120 克。10 副，水煎服。

二诊：药后皮肤灼热感明显好转，苔、脉较前好转，继续原方用药 10 剂。

三诊：药后进一步好转，皮损颜色变淡，口干明显，舌红少苔，脉细弦。予以清营汤合升麻鳖甲汤来清透郁热，养阴和营。

方药：水牛角 10 克，生地黄 50 克，玄参 15 克，麦冬 9 克，丹参 9 克，黄连 5 克，金银花 15 克，连翘 10 克，升麻 15 克，鳖甲 30 克，赤芍 15 克，牡丹皮 10 克。水煎服。

以此方加减治疗半年，小腿部仍有少许暗红斑，临床效果良好。

按：红皮病型银屑病，热毒弥散于三焦，严重可危及生命，临床运用消斑青黛汤。此方之关键在于青黛配生石膏，可截断热毒弥散。重用青黛取其清热泻火、凉血解毒。生石膏，取其清热泻火、除烦止渴。二药配伍可气血双清。银屑病后期可有少量皮损久治不愈，名为"哨兵癣"，实为毒气排出口，见此者，可以停止治疗。

（四）厥阴虚寒论治结肠癌

秦某，男，78 岁。2016 年 4 月 16 日初诊。

主诉：大便稀黑，一日数次，持续 3 月余。

病史：患者 3 月前出现大便异常。在常州某医院 CT 检查示乙状结肠占位性病变。医院建议手术，患者拒绝。

刻诊：大便稀黑便 1 天 8～10 次，口不干，舌苔薄腻，脉弦细。

辨证：厥阴虚寒证。

方药：当归四逆汤加味。

当归 10 克，桂枝 10 克，白芍 10 克，细辛 5 克，通草 10 克，地锦草 15 克，肉桂 5 克，赤石脂 50 克，补骨脂 10 克，骨碎补 30 克，红参 10 克，黄芪 24 克，甘草 6 克，生姜 5 片，红枣 10 个。15 副，水煎服。

二诊：下肢无力，小便不利，大便 1 天 5～7 次，舌苔薄腻，脉弦。上方加马鞭草 30 克、皂角刺 10 克，15 副，水煎服。

三诊：大便 1 天 3～4 次，小便不利好转，舌淡胖有齿印，脉弦细。

方药：当归 10 克，桂枝 10 克，白芍 10 克，细辛 5 克，通草 10 克，地锦草 15 克，肉桂 5 克，赤石脂 50 克，补骨脂 10 克，骨碎补 30 克，红参 10 克，黄芪 24 克，甘草 6 克，生姜 5 片，红枣 10 个。15 副，水煎服。

以此方加减用药 11 月，患者二便正常，精神佳，其他无不适。建议患者肠镜检查。患者一直未遵医嘱实在可惜。

按： 乙状结肠癌最常见肝转移，余从厥阴入手，以当归四逆汤温肝散寒，可截断肝转移之途径，故取佳效。

第十四节　泻心法，火降则血止

《素问·至真要大论》云："诸逆冲上，皆属于火。"仲景《伤寒论》之泻心汤，泻心者，泻火也，火降则上冲之。气自降，又气为血帅，气行则血行，气止则血止，气降自然血降，余之经验，火降则气降，气降则血降。

仲景用泻心汤治疗实热结于心下之痞证，用黄连泻心、胃之火，黄芩泻肺、胆、三焦之热，大黄荡涤实热之邪，还有解毒之功。热毒壅盛

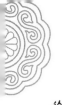

于三焦而阳络伤，迫血妄行而吐血、鼻衄等证皆可以用三黄泻心汤来治疗。临床还可以用泻心汤治疗火热引起的高血压、带状疱疹等，皆效如桴鼓。

而《金匮要略》中大黄甘草汤，仲景以"食已即吐者，大黄甘草汤主之"示人以法。余总结为缓中泻火法。而泻心汤苦寒直折，为急泻法，一急一缓，可以对照来用。余曾治疗5岁儿童，食后即吐，吐后又食，自觉饥饿，舌尖红，与大黄甘草汤泻之，一服吐止，后以桂枝加龙骨牡蛎汤善后而愈。食道肿瘤的梗阻，因《素问·阴阳别论》言"三阳皆谓之膈"，余常以大黄甘草汤开阳结，药进吐即止，而阴结者，当用吴茱萸汤治之。

第十五节　扶阳法乃《伤寒论》核心所在

一部《伤寒论》，从三阳到三阴，阳气由盛到衰，邪气不断深入，致厥阴阶段，厥而下利，出现厥热胜复的结局，即厥热互见、厥少热多、厥多热少。其中，阳气来复是关键，最后阳回厥止或阴阳离决。正如《素问·生气通天论》所云："阳气者，若天与日，失其所则折寿而不彰。"阳生则阴长，阳固则阴存。

《伤寒论》从病出发，突出脉证，从不同角度去阐述阳气由盛到衰的发展趋势，把疾病转归与预后归纳为愈、不愈，病进、病退、已解、欲解。这些结果的产生无不由阳气来决定。

故从仲景的《伤寒论》中，总结出固护阳气之二法——扶阳法、护阳法。

一、扶阳法

（一）救阳脱

通脉四逆汤为下利清谷，里寒外热，手足厥逆，脉微欲绝，身反不恶寒，而面赤。其因为阴盛于内，格阳于外。一是虚寒证，肢厥伴下利；一是假热证，身反不恶寒，而面赤。

白通汤为恶寒，四肢厥冷，脉微，下利，面赤。其因为下焦阴寒甚，格阳于上。

二者在临床上如何区别应用呢？二者皆为阴盛格阳的真寒假热证，一为阴盛于内，格阳于外；一为阴盛于下，格阳于上。通脉四逆汤有身热、不恶寒等证，而白通汤仅是阳浮于上的面赤假热证。临床见虚寒证伴面赤者，即为格阳于上，宜用白通汤。若有虚寒证而同时见身热及不恶寒者，即为格阳于外，宜通脉四逆汤。

（二）治阳亡

阳亡即四肢厥冷，同时伴下利清谷，呕不能食，或食入即吐，或身痛，畏寒，汗出，脉沉微而细或沉迟。此证为汗、吐、下误治而导致阳亡，法当回阳救逆，四逆汤主之。

（三）中阳虚寒，心肾阳衰

先辈吴佩衡先生云："心肾为元气之源，脾胃为滋养之泉，心阳旺则水火既济，心肾相交，元气得以生生不息。"脾胃在心肾之间，脾胃得真元以腐五谷，化精微，养五脏，温肌肤，实四肢。心肾阳虚极易导致中阳虚衰，从而出现痞满肿胀，上吐下泻。脾胃之疾，实为心肾阳衰所致，故当益火之源，以消阴翳，以桂附理中汤主之。

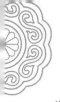

（四）肾阳不足，下焦虚冷

肾阳不足，下焦虚冷主要表现为阳痿、早泄、遗精、腰痛、喘促等证，同时伴有畏寒肢冷、无神，舌淡胖，脉沉细。治以金匮肾气丸加味。

（五）阳虚、邪气内陷

《伤寒论》第 301 条云："少阴病，始得之，反发热，脉沉者，麻黄细辛附子汤主之。"少阴与太阳相表里，少阴先虚，邪从太阳直入少阴，邪气内陷，少阴当温、托、透三法同用，使邪气外出而解。

麻黄附子细辛汤的作用有二。

其一，邪气由里出表，通路打开。

其二，运大气法，大气一转，邪气乃散，阳气得升。

其意义为温、托、透，转大气，升阳法。

阳主开，阴主阖。阖的太过，责于阴寒太盛，当以白通汤破阴回阳；开泄太过，则以桂枝汤、桂枝加附子汤。理解阴阳可解伤寒之妙，可攻克疑难重病。

二、护阳法

仲景护阳法要诀有三。

（一）肾中元气——四逆汤

此为三阴之代表方，附子、干姜、甘草三味，剂量之变，功效之变即破阴回阳，补火助阳，回阳救逆，土中伏火。

（二）中气

理中汤法，建中法，中即中气。

（三）调营卫法

此用桂枝汤类方。

时时护阳，时时扶阳贯穿《伤寒论》始终，吾辈当悟道之。

第十六节　汗法辨

汗法，属于八法之一。《素问·至真要大论》云："其在皮者，汗而发之。"《伤寒论》中汗法的应用非常广泛，诸如伤寒的发热、咳嗽、哮喘、水肿、筋脉疼痛等，这些疾病，表现皆在表，主要在太阳病与少阴病。

首先是伤寒太阳篇，以太阳病为主线。

由于人体体质的强弱，受邪的深浅，以及兼夹证的不同，在治疗上也各不相同。比如：太阳病首分为表实与表虚，分别给予麻黄汤、桂枝汤。表实者，身痛发热无汗，脉以浮紧为主；表虚者，卫气受邪，虽然发热，但脉浮缓，用桂枝汤以求药汗；表寒夹热者，发热，全身疼痛，烦躁者予以大青龙汤；表寒夹饮者，发热，咳嗽，予以小青龙汤；表水者，头面水肿者，越婢汤。有感邪之后经久不愈，邪郁者，其症发热恶寒，热多寒少，一日二三度发，等等。从仲景描述的症状来看，有表虚重一点，有表实轻一点，有表实重一点，分别给予桂枝麻黄各半汤、桂枝二麻黄一汤、桂枝二越婢一汤。从仲景的太阳篇中，我们当知什么情况下该大发其汗，小发其汗，目的在于不能过汗，以免伤阳。

其次是少阴病。少阴病治太阳表之证，有三，分别是麻黄附子甘草汤、麻黄附子细辛汤和四逆汤。

麻黄附子甘草汤，邪入少阴，症状较轻，以少阴伤寒，微发热恶寒，故以麻黄附子甘草汤微发其汗。

麻黄附子细辛汤，邪入少阴，症状重，少阴病，脉微细，但欲寐，一派虚寒之象，今表现恶寒无汗，反发热，是少阴里虚寒证，伴太阳表热证。

四逆汤，见于太阳病。伤寒，医下之后，续得下利清谷不止，身疼痛者，急救其里，清便自调者，急救其表，救里宜四逆汤，治表宜桂枝汤。

临床中，太阳病，脉沉者，当救其里；少阴病，脉浮者，当治其表。太阳病当脉浮，若脉反沉者当属里虚为先，正气已衰，当扶正以托邪外出。

伤寒中里虚证有咽喉干燥异常，疮家，汗家，淋家，衄家，尺中迟者皆当治从少阴。

附子配麻黄，发中有补；附子配干姜，补中有发。汗证，虚实有别，太阳、少阴两证，以脉定之，以法治疗。

另外，需注意汗法禁忌：第一，脉沉细数者，不可用汗剂；第二，尺中迟者，也不可发汗；第三，脉微恶寒者，不可发汗；第四，脉涩者，不可发汗；第五，脉结、代者伴心悸，不可发汗。

第十七节　和法的心法——小柴胡汤

《伤寒论》第96条："伤寒五六日，中风，往来寒热，胸胁苦满，默默不欲饮食，心烦喜呕，或胸中烦而不呕，或渴，或腹中痛，或胁下痞硬，或心下悸，小便不利，或不渴，身有微热，或咳者，小柴胡汤主之。"

历代医家皆把此方作为和解少阳的代表方，也是和法的核心。方中，柴胡主心腹胃肠结气，推陈出新，人参之用有二：托邪于外，堵邪内入。此方加减法甚多，从证候来看，牵涉上中下三焦，但主要是通上焦，行津液之效，其功重在气化。《素问·阴阳离合论》所言："太阳为开，阳明为阖，少阳为枢。"所谓枢是相对于太阳和阳明的开阖而言的。如户枢一样，能开能阖，能出能入。若出太阳者为少阳外枢之用，以桂枝为引，若入阳明为少阳内枢之能，以大黄为引，和里则能达表。热入血室者，血已结，当桃仁承气攻之；血未结者，小柴胡引而伸之。

少阳为阳枢，若正气太弱，想转枢而枢机不利故心烦喜呕，少阳证既不在表，也未入里。正气尚能抗邪，故邪不能入，但又无力驱邪外出，正邪交争，故见寒热起伏。寒热往来是少阳主要特证之一。因少阳胆火太过，热化故出现口苦、咽干、目眩。

少阳之外为太阳，里为阳明，而少阳居其间，故少阳之气有兼太阳者，有兼阳明者，皆可借小柴胡汤推陈出新，转枢而外出，可以使其上焦得通，津液得下，胃气因和，身濈然汗出而解。而妇人中风、伤寒，经水适来，经水适断，以及血弱气尽，皆为小柴胡汤证。若见年老体弱者，或久病之人，皆为气血不足之病，故小柴胡汤也为这些人群的专方。

小柴胡汤，千古之名方。一个经方打天下，其意深，其证易寒化而入太阴，故方中用参草姜枣之甘温以固太阴，而易燥化入阳明则用大柴胡汤法。偏于表者，太阳少阳，偏于里者，少阳阳明。少阳杂错之变，柴胡加龙骨牡蛎汤。少阳主气化，厥阴司筋络之血化，少阳与厥阴相表里，气中涵水，血中纳气，气血交融，阴阳顺接。厥阴寒热错杂，乌梅丸，厥阴杂错之变，麻黄升麻汤。

少阳主膈膜之气，内连脏腑，外通皮毛，关联甚多，病变甚广。所以在治疗这一类疾病中当依据仲景之意——"伤寒中风，有柴胡证，但见一证便是，不必悉具"，意在一个"和"字。

故余之所悟，和法乃和表里、和上下、和左右、和内外。一切气、火、湿、痰、虚之证皆可用小柴胡剂以和之。和法的最高境地以统赅诸法，而治疗各法，又可共完成和法。国和而家兴。正如先辈冉雪峰老所言："轻可去实，缓可济剂，无功之功，乃为极功。"

余举咳嗽辨证加减法以证明之。

第一，咳嗽，口苦咽干，往来寒热，胸胁苦满，喉间痰鸣，即喉中犹如水鸡声，苔白薄、微黄，脉浮弦，可用小柴胡汤合小青龙汤。

第二，咳嗽，口苦干，下半夜咳剧烈，即鸡鸣咳嗽，可用小柴胡汤合延年半夏汤。

第三，妊娠恶阻，咳嗽，口苦咽干，往来寒热，恶心呕吐，心烦不安，可用小柴胡汤加苏叶。

第四，咳嗽无痰，口干苦，下午加重，伴下肢冷，小柴胡汤合四逆汤。

第十八节　理中法的心法及加减

《伤寒论》第 277 条："自利不渴者，属太阴，以其脏有寒故也，当温之，宜服四逆辈。"

下利而不渴，当属脾胃虚寒，寒者当温，宜四逆辈温之。四逆之意，四逆、理中、附子汤皆中也。

理中汤之义，治中也。

古贤之语："元气不足，诸病即生。""元气根于脾土。"脾胃为升降之枢，可以沟通上下，旁达内外，升则上输精气、血液于心肺；降则下输水谷精微，营养肝肾。

余对理中汤之悟：

第一，理中焦脾胃之义，上、中、下三焦不和当理其中。

第二，中者，中气也，中气足则脾升胃降，中气虚则六腑阳气皆绝，清浊混乱，升降无权，吐泻交作。

第三，肿瘤晚期，阴阳错乱，当求治于脾胃。

故太阴脏寒用理中汤，重症用四逆汤。四逆汤既能温肾，又能温脾。方中人参补中气，白术建中土，干姜温中，甘草坐镇中州。凡中焦脾胃虚寒，不能运化，呕吐泄泻，不饮不食，不渴，或四肢逆冷，腹痛痰多，皆可应用。而理中汤加附子即附子理中汤，为温补中焦阳气不足之要方。本方系四逆加人参汤更加白术组成，不仅具有四逆汤回阳救逆之力，更有人参附子汤回阳救脱之功，还有白术附子汤助阳化湿之妙，故对中下焦虚寒泄泻、呕逆有佳效。

上焦有病则吐，加砂仁、半夏名为砂半理中汤；下焦有病则泻，如泻甚加车前子、附子名为车附理中汤；上下焦俱病，上吐、下泻，则单用理中汤，腹胀者加青皮、枳实名为青实理中汤。痞满发热及暑泻者加黄连名为连理汤。喘胀浮肿，小便不利者合五苓散名为理苓汤。妇女寒湿性白带者加蜂房、鹿角霜名为理中鹿房汤。

第十九节　麻桂解表法的应用

《伤寒论》以寒为主线，治以辛温。以寒的轻重，分别以麻黄汤、麻黄桂枝各半汤、大青龙汤、葛根汤等治疗。治疗以麻桂为君，开太阳之门，太阳一开，六经开阖枢运转正常，故《素问·阴阳应象大论》云："善治者，治皮毛。"

余在临床中应用麻桂剂主要治疗以下四个方面效果比较好，分享如下。

一、开玄府，通肺气

太阳为外感之门户，所以伤寒之第一要务是发汗，以驱邪外出，若过汗或汗不得法，则出现很多的变证。特别是水气病，在仲景的伤寒之中，既最多见又最广。仲景的大小青龙之行云布水，大小陷胸汤与葶苈大枣泻肺汤下水饮，故太阳伤寒又以利水为第二要务，意在上下分消，给邪以出路。

胸腺肿瘤在临床也常见，其表现胸闷、胸痛、咳嗽、呼吸困难等临床特点。从六经辨证来看，太阳主胸中，少阳主膈中，阳明主胃中。胸为太阳之里，为气血转输之地，气化蒸腾充沛之地。气血津液，为滋荣百脉。若外邪闭阻，津液不能气化，则凝为痰，聚为水饮，甚则与气血相杂为痞，导致气血痰水交结为病形成水气结胸之证，治疗大法当急于涤逐水，宽胸散结，三物白散首选，或以变通十枣汤治之。

肺胀在临床非常常见，《灵枢·本神》云："（肺气）实则喘喝、胸盈仰息。"仲景《金匮要略·肺痿肺痈咳嗽上气病脉证治》云："咳而上气此为肺胀，其人喘，目如脱状。"《三因方》云："喘病肺实者，肺必胀，上气逆，自汗。"从历代医家的描述来看，肺胀喘嗽，当属寒饮实证，寒饮是主要病因。肺为空腔脏器，为气体交汇之所。寒邪伏肺，关窍不通，呼吸不利，右寸一般沉紧或六部俱伏者，此时当用麻桂剂，开肺气，防止肺气郁闭，可用小青龙汤之类，切忌因脉沉伏而改弦易辙。

二、治疗风证

风证，在临床中有的表现皮毛之风，有的经络之风，有的脏腑之风。比如中风，无论是小中风，还是中经络之风皆可应用麻桂剂。根据

《素问·灵兰秘典论》所云"肺者，相傅之官，治节出焉"，其意在于皮肤的痛觉、触觉这些络脉的病变，皆可以重用麻黄、桂枝，并加枇杷叶、桔梗、水蛭。

外风之荨麻疹，只要脉象浮弦者，皆可以应用小续命汤，有热者选用麻黄连翘赤小豆汤。

三、风水论

《素问·阴阳别论》云："三阴结，谓之水。"风水之病机系脾阳虚衰，肺失宣畅，反受肾水所侮，水道不调，故溺蓄而成水肿。其证候如《金匮要略·水气病脉证并治》云："风水，其脉自浮，外证骨节疼痛，恶风。"又云："脉浮而洪，浮则为风，洪则为气，风气相搏，风强则为隐疹，身体为痒，气强则为水，难以挽此为风水，风与水相合，发于肌肤，故为水肿。"

治法：首先"开鬼门"，风与水俱得外泄，用宣肺利水法。麻黄12克，桔梗9克，生桑皮18克，橘红9克，知母30克，生紫菀12克，竹茹9克，茯苓18克，泽泻12克，蛤粉15克，鲜姜皮9克。

四、发散肌肤水分，通行血脉

下肢静脉炎以下肢多见，一般表现下肢肿胀疼痛，治疗方法为清热利湿，凉血活血，但取效一般。余通过大量临床，根据下肢肿胀的情况，总结出此病的病机为水湿内停，营血瘀阻，水液外溢而肿，给予麻桂剂开玄府，发散肌肤水气，结合四妙勇安汤，热重者重用金银花60～90克，湿重重用麻黄，同时配合软坚散结之品夏枯草、贝母、赤芍等。

五、温通经脉，止痛

仲景运用麻桂剂治疗痹证，从麻黄汤到桂枝芍药知母汤到乌头汤，从骨节烦痛，肢体肿胀，到痛不可忍。从病位来看从表层到肌肉关节到骨头，程度越来越重，但仲景皆用麻桂，取其温散寒凝、宣通气血止痛之效。余学习经典，并实践于临床，体会治痹之法当辛通活络，舒展达痹法。

第二十节　诸承气汤运用

承气者，乃承其气，攻其邪浊也。故用承气者，必握有可下之证。

《伤寒论》有三承气汤，后人辟其义而增广之，发明了诸承气汤，如宣白承气汤、增液承气汤等。须知仲景立承气之意，目的在于，下之以保胃气，存津液。不善用者，则将有下之以留邪，甚至竭阴亡阳，此不可不知者。

三承气汤属八法中的下法。仲景之意，当病入太阳，或阳明腑实，或病入少阴时，由于热化，常常出现阳明三急下证或少阴三急下证，以攻下法治疗，故有阳明三法和少阴三法之说。急下三法多针对危急重症。病入阳明，正气尚旺，此时要抓住转机，攻下之可存津液。病入少阴，正气已衰，此时陷于攻补两难，下之得当，可起死回生，下之失当，则病之将死。故医者当有霹雳手段，胆大心细地使用下法。

在阳明三法中，当根据患者的轻重缓急，予以峻下、清下或软下。为什么仲景不说下而用承气汤来命名呢？承气之意，是重在去无形之气化，而非重去有形之形质——燥屎。大承气汤原文为"伤寒若吐若下后不解，不大便五六日，上至十余日，日晡所发潮热，不恶寒，独语如见鬼状。若剧者，发则不识人，循衣摸床，惕而不安，微喘直视，脉弦者生，涩者死。微者，但发热谵语者，大承气汤主之。"

大承气汤所述的证候颇多，余所总结：①日晡所发潮热。②谵语。③脉浮而急。④胸腹胀满。它的主要证候是大实大满之证。重用大黄四两为君，佐以厚朴半斤（较大黄倍之），亦用枳实以推之，予以芒硝以润燥软坚。厚朴用量是多于大黄的，是重在气的推动。而小承气汤、调胃承气汤，其气药厚朴要小于大黄，甚至不用气药，用芒硝以软坚。其目的在调之、润之。承气汤实则就是承气法，历代医家主张攻邪就是扶正，折其有余，补其不足。但是我们后世医家多看到仲景大承气汤痞、满、燥、实、坚五证俱备才能使用，限制了承气汤的意思。

余在临床中总结下法的要点：①苔黄、心下痞满；②大便黏滞不爽或疼痛或恶臭的，重用大黄；③癫痫病患者舌苔黄腻的，重用大黄给邪气以出路；④胸腔积液。由于十枣汤往往有毒性，为拒之而代以控涎丹以下攻水，黄疸性肝炎有苔黄脉实的皆可重用大黄去其热毒。余广泛用于肿瘤，例如胰腺癌或者胆囊癌在早中期，重用下法可以起到截断之作用。所以我们用古方、经方，要知其意，会其法，才能达到妙手回春之境。

对于承气汤，后世医家在仲景《伤寒论》的基础上传承与发展，总结出诸承气汤证。如病者少腹坚满疼痛，小便自利，其人如狂，神或散或乱，脉沉实，此为瘀热相搏，血蓄于下之证，桃仁承气汤主之。患者身热，腹满便闭，口燥咽干，唇裂，倦怠少气，舌苔黄焦黑，脉沉弱或沉涩，此为温邪应下失下，气阴两虚，腑实坚固之证，新加黄龙汤主之。患者潮热，喘促不宁，痰涎涌滞，大便闭，脉右寸实大，此为肺实肠结，痰热胶聚，上下壅闭，宣白承气汤主之。身热，舌苔黄燥，烦渴，腹满痛而拒按，小便短赤疼痛，脉左尺坚牢，此为热入小肠，阳明

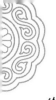

腑闭之证，导赤承气汤主之。患者身热，神昏谵语，舌謇肢厥，大便秘，腹按之硬痛，脉沉弦滑数，此为热闭心包、阳明腑实之证，以牛黄承气汤主之。患者身热，腹满便闭，口干唇裂，舌苔焦燥，脉沉弦细数，此为阴亏液枯，腑实邪结之证，增液承气汤主之。

诸承气汤之秘诀，必审其邪正虚实，证之缓急，抓住战机，及时攻下，邪去则正复，病霍然而愈。